Omgaan met de overgang

Joke Kragten en Henriëtte van der Horst

Omgaan met de overgang

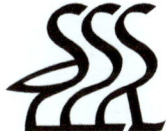

Bohn Stafleu van Loghum
Houten 2009

© 2009 Bohn Stafleu van Loghum, Houten
Alle rechten voorbehouden. Niets uit deze uitgave mag worden verveelvoudigd, opgeslagen in een geautomatiseerd gegevensbestand, of openbaar gemaakt, in enige vorm of op enige wijze, hetzij elektronisch, mechanisch, door fotokopieën, opnamen, of enig andere manier, zonder voorafgaande schriftelijke toestemming van de uitgever.

Voor zover het maken van kopieën uit deze uitgave is toegestaan op grond van artikel 16b Auteurswet 1912 jo het Besluit van 20 juni 1974, Stb. 351, zoals gewijzigd bij Besluit van 23 augustus 1985, Stb. 471 en artikel 17 Auteurswet 1912, dient men de daarvoor wettelijk verschuldigde vergoedingen te voldoen aan de Stichting Reprorecht (Postbus 3060, 2130 KB Hoofddorp). Voor het overnemen van (een) gedeelte(n) uit deze uitgave in bloemlezingen, readers en andere compilatiewerken (artikel 16 Auteurswet 1912) dient men zich tot de uitgever te wenden.

Samensteller en uitgever zijn zich volledig bewust van hun taak een zo betrouwbaar mogelijke uitgave te verzorgen. Niettemin kunnen zij geen aansprakelijkheid aanvaarden voor eventueel in deze uitgave voorkomende onjuistheden.

ISBN 978 90 313 5230 2
NUR 863

Ontwerp omslag: Bayards Ontwerpers, Amsterdam
Ontwerp en layout binnenwerk: Designworks, Breda
Cartoons: Marcel Jurriëns

Bohn Stafleu van Loghum
Het Spoor 2
Postbus 246
3990 GA Houten

www.bsl.nl

Lijst van auteurs en redacteuren

Redacteuren

dr. M.E. Numans
huisarts te Utrecht, tevens verbonden aan het Julius Centrum van het UMC Utrecht

dr. H.J. Schers
huisarts te Lent, tevens verbonden aan de huisartsgeneeskunde, UMC St Radboud Nijmegen

dr. P.H.G.M. Soons
medisch psycholoog St. Annaziekenhuis te Geldrop, tevens universitair hoofddocent aan de Universiteit van Tilburg

Auteurs

prof. dr. H.E. van der Horst, huisarts
hoofd afdeling Huisartsgeneeskunde, VU Medisch Centrum, Amsterdam

drs. J. Kragten
klinisch psycholoog/psychotherapeut, Altrecht, Zeist, tevens werkzaam in eigen praktijk

Voorwoord van de auteurs

De reeks waarin dit boek verschijnt gaat over het omgaan met verschillende kwalen en aandoeningen. Is overgang een ziekte? Veel mensen zeggen dat overgang niet in de categorie van ziektes en aandoeningen thuishoort, net zo min als zwangerschap en de puberteit. Zwangerschap en overgang horen bij het leven. Je moet er geen medicijnen voor innemen, geen ziekteverlof voor opnemen en vooral: niet al te veel, onnodige aandacht aan besteden. Wij zijn van mening dat deze redenering grotendeels klopt. Het is geen ziekte en het hoort inderdaad bij het gewone leven. De overgang is echter wel een periode in je (overigens gezonde) leven waarin je last van een aantal lichamelijke verschijnselen kunt krijgen. Wat extra steun en tips zijn vaak zeer welkom in een periode waarin er zowel fysiek als psychisch sprake is van een lichte aardverschuiving. Een periode die overigens met een beetje pech wel tien jaar kan duren. Het is wel plezierig om dan enigszins voorbereid deze fase door te komen, niet alleen voor jezelf maar ook voor de mensen om je heen. Het is prettig om af en toe eens na te kunnen lezen welke kwalen of kwaaltjes je aan de overgang toe kunt schrijven en met welke klachten je toch maar beter naar de huisarts kunt gaan. Daarnaast is het plezierig om herkenning te vinden voor de emotionele turbulenties die je soms doormaakt.

We hebben dit boek geschreven om niet alleen alle belangrijke feiten over de overgang weer te geven, maar ook om een aantal tips en trucs te beschrijven waarmee je de lastige kanten van deze fase zo goed mogelijk het hoofd kunt bieden. We hopen dat je er iets aan hebt.

Mocht je naar aanleiding van dit boek vragen of opmerkingen hebben, of heb je nieuwe, interessante informatie, laat dit dan aan de uitgever weten. Bij een volgende druk zal daar dankbaar gebruik van worden gemaakt.

Graag willen wij enkele mensen bedanken die aan het schrijven van dit boekje hebben bijgedragen. Allereerst Andrea Linschoten die (wederom) het manuscript zodanig kritisch heeft gelezen dat de redactie eigenlijk weinig meer te doen had. Daarnaast hebben vriendinnen en patiënten materiaal geleverd voor de citaten, die we allemaal zo bewerkt hebben dat ze niet herkenbaar zijn. En ten slotte het thuisfront: partners, zonen en dochters, die zo aardig waren ons met rust te laten als wij aan het schrijven waren.

Joke Kragten, Den Dolder

Henriëtte van der Horst, Utrecht

najaar 2008

Voorwoord van de redactie

Omgaan met de overgang verschijnt als tweede deel in de reeks *Leven/ Omgaan met ...* De bedoeling van de reeks is de lezer in begrijpelijke taal te informeren over een aantal ziektes en kwalen die ons leven kunnen treffen. Het stramien is steeds hetzelfde. De aard en oorzaak van een aandoening worden beschreven. Daarna wordt aandacht besteed aan de invloed van de aandoening op het dagelijkse leven van de patiënt en zijn omgeving, en aan datgene wat de patiënt kan verwachten in de spreekkamer van huisarts en specialist. Tot slot wordt beschreven wat de patiënt en zijn omgeving zelf kunnen doen, zowel voor- als nadat het medische circuit is geraadpleegd. En dat is gelukkig veel meer dan je op het eerste gezicht zou verwachten. Ieder boek uit de reeks richt zich in de eerste plaats op patiënten die meer willen weten over datgene wat hun mankeert. Maar de boeken zijn ook uitermate informatief voor verpleegkundigen, paramedici en artsen die in hun dagelijks werk te maken hebben met de besproken ziektebeelden. Ook zij zullen er een schat aan informatie in vinden die ze in contacten met patiënten goed kunnen gebruiken.

In de ogen van de redactie zijn de auteurs van *Omgaan met de overgang* uitstekend geslaagd in hun opdracht. Ze hebben een informatief, begrijpelijk, en zelfs humoristisch boek geschreven over een lastige periode die in het leven van iedere vrouw voorkomt. De lezer(es) zal zichzelf vaak met een glimlach kunnen herkennen in de treffende beschrijvingen die gegeven worden. Daarnaast zetten de auteurs zorgvuldig uiteen wat de huidige stand van de wetenschap op het gebied van de overgang is. Hoe komt het? Hoe lang kan het duren? Wat helpt wel en wat helpt niet? Waar kan ik terecht met het probleem? Hoe is het van invloed op de seksuele beleving?

Deze en vele andere vragen worden op verantwoorde wijze besproken, steeds onderbouwd door de huidige stand van de wetenschap.

De redactie hoopt dat het boek zijn weg zal vinden naar velen die met dit probleem op welke wijze dan ook te maken hebben. Uiteraard stellen wij ons open voor alle suggesties en opmerkingen die lezers willen maken. Wij wensen hun in ieder geval veel leesplezier.

De redactie

december 2008

Inhoud

Lijst van auteurs en redacteuren 5
Voorwoord van de auteurs 7
Voorwoord van de redactie 9

1 Wat is er met me aan de hand? 15

1.1 Inleiding 15
1.2 Wat is de overgang nu eigenlijk? 17
1.3 Typerend beeld van de kwaal 18
1.4 Lichamelijke symptomen 20
1.5 Typische overgangsklachten 21

    1.5.1 *Onregelmatige menstruatie* 21

    1.5.2 *Hevige menstruatie* 21

    1.5.3 *Opvliegers/hartkloppingen/zweten* 21

    1.5.4 *Slecht slapen* 22

    1.5.5 *Droge vagina/pijn bij het vrijen* 23

    1.5.6 *Jeuk/pijn in de urinewegen en urineverlies* 23

1.6 Atypische overgangsklachten 24

    1.6.1 *Vermoeidheid* 24

    1.6.2 *Minder zin in vrijen* 24

    1.6.3 *Rimpels* 25

    1.6.4 *Minder haar/meer haar* 25

    1.6.5 *Gewichtsveranderingen* 26

1.7 Geestelijke symptomen 27

    1.7.1 *Overgevoeligheid/prikkelbaarheid* 28

    1.7.2 *Somberheid* 28

    1.7.3 *Onzekerheid of angst* 29

    1.7.4 *Gebrek aan concentratie en vergeetachtigheid* 30

1.8 Diagnostiek 31
    1.8.1 *Hoe stelt de huisarts de diagnose?* 32
    1.8.2 *Zelfdiagnose* 32
1.9 Samenvatting 33

2 Hoe komt het eigenlijk? 34

2.1 Inleiding 34
2.2 Lichamelijke oorzaken van de overgang 34
    2.2.1 *Een nieuw hormonaal evenwicht* 35
    2.2.2 *Te weinig oestrogeen* 37
2.3 Vervroegde overgang 40
    2.3.1 *Iatrogene overgang* 41
2.4 Factoren die het tijdstip van de overgang mede bepalen 42
2.5 Factoren die de beleving van de overgang kleuren 43
    2.5.1 *Culturele factoren* 43
    2.5.2 *Psychosociale factoren* 45
2.6 Samenvatting 51

3 Wat staat me te wachten? 52

3.1 Inleiding 52
3.2 Het verloop van de overgang 52
    3.2.1 *Verwijdering van de eierstokken* 53
    3.2.2 *Sterilisatie* 54
    3.2.3 *Opvliegers en molligheid* 54
3.3 Verloop zonder behandeling 55
3.4 Verloop met behandeling 56
    3.4.1 *Anticonceptiepil* 57
3.5 Samenvatting 58

4 Wat betekent de overgang voor mijn omgeving? 59
4.1 Inleiding 59
4.2 Privé 59

    4.2.1 *Opvliegers/nachtelijk zweten* 59

    4.2.2 *Wisselende stemmingen/slecht humeur* 61

    4.2.3 *Minder zin in seks/pijn bij het vrijen* 63

4.3 Sociale activiteiten 65
4.4 Werk 67

    4.4.1 *Vermoeidheid/slecht slapen* 67

    4.4.2 *Uiterlijk zichtbare overgangsklachten* 68

4.5 Samenvatting 69

5 Welke behandelingen bestaan er en hoe kan ik zo goed mogelijk met mijn klachten leven? 71
5.1 Inleiding 71
5.2 Overgangsklachten algemeen 71

    5.2.1 *Hormonale substitutietherapie* 71

    5.2.2 *Verschillende toedieningsvormen* 73

    5.2.3 *Op recept verkrijgbaar* 74

    5.2.4 *De kans op borstkanker of hart -en vaatziektes* 74

    5.2.5 *Hoe lang gebruiken?* 75

5.3 Specifieke overgangsklachten 76

    5.3.1 *Opvliegers en nachtelijke zweetpartijen* 76

    5.3.2 *Vaginale klachten* 79

    5.3.3 *Urine-incontinentie* 80

    5.3.4 *Osteoporose (botontkalking)* 81

5.4 Behandelingsmogelijkheden buiten het medische circuit 82

    5.4.1 *Overgangsconsulente* 82

    5.4.2 *Psycholoog* 82

    5.4.3 *Alternatieve middelen/methoden* 83

5.5 Samenvatting 87

Literatuur en websites 89
Register 91

HOOFDSTUK 1
Wat is er met me aan de hand?

1.1 Inleiding

De goede verstaander begrijpt direct wat er aan de hand is bij de cartoon op pagina 16: hier lijden meerdere mensen aan de overgang.

In boeken en films wordt met enige regelmaat de spot gedreven met dames in de overgang. Logisch, want er zitten, voor de buitenstaanders, komische kanten aan het hele gebeuren. Toch kunnen er ontegenzeggelijk ook lastige aspecten aan deze periode van het leven zitten. In dit boek staan we stil bij een aantal klachten die samenhangen met de overgang. Er wordt aandacht geschonken aan de vrouwen zelf, maar tevens aan de mensen die met hen 'meelijden'.

> Ik had al een jaar of twee last van opvliegers. Overdag ging het nog wel. Dan was ik vaak druk met werk en de kinderen en ging het deels gewoon aan me voorbij. 's Nachts had ik er wel veel last van. Ik zweette veel en werd vaak wakker. Al met al kon ik er echter goed mee leven. Maar toen mijn man op een gegeven moment ontslagen werd en thuis kwam te zitten werd het een heel ander verhaal. Hij werd prikkelbaar en de kinderen en ik liepen vaak op onze

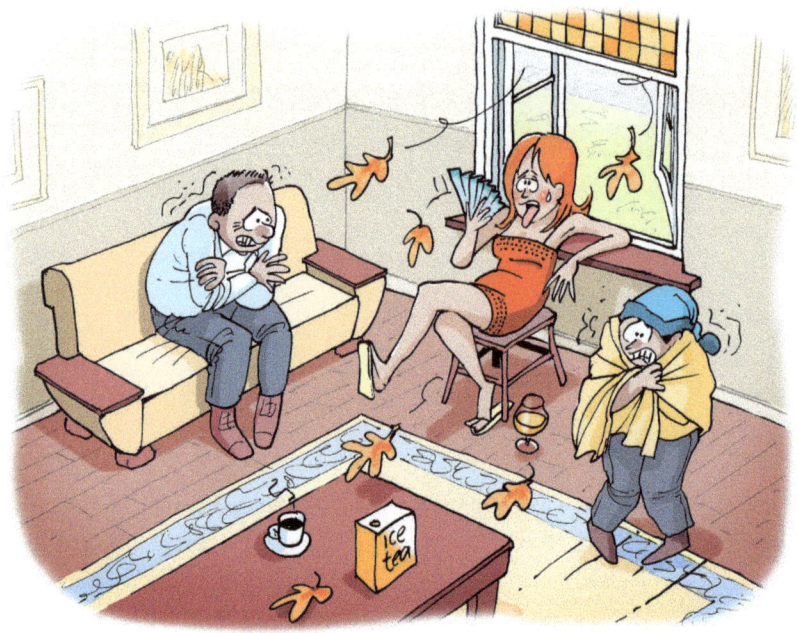

tenen om te voorkomen dat hij weer uit zou vallen. Dit kostte me zoveel energie dat ik de nachtelijke onrust er niet meer bij kon hebben. Ik ben naar de dokter gegaan om de pil te vragen zodat de overgangsklachten zouden verminderen. Dit sloeg gelukkig aan. Ik had weer een ongestoorde nachtrust waardoor ik meer energie had om overdag goed bij de les te blijven. Dit betekende ook dat ik uiteindelijk besloot om mijn man niet langer zo omzichtig te benaderen maar hem te confronteren met de situatie. Inmiddels zit hij in een reïntegratietraject en hoopt hij binnenkort weer aan het werk te kunnen. Wat ik daarna doe met de pil weet ik nog niet. Maar ik ben me er wel van bewust geworden dat ik mijn overgangsklachten goed kan hebben zolang de rest van mijn leven niet al te veel problemen oplevert. Zodra er nog meer lastige situaties bij komen, slaat de balans te veel door en dan trek ik het niet meer.

Opvliegers en zweetaanvallen, hoe kom je daar nu aan? En belangrijker nog: hoe kom je er weer af? Een slecht humeur? Komt dat ook door de hormonen en wat kan ik daaraan doen? De meest gestelde vragen over de overgang zullen in dit boekje beantwoord worden.

In dit hoofdstuk volgt een korte omschrijving van de bekendste overgangsklachten.

1.2 Wat is de overgang nu eigenlijk?

De overgang of menopauze overkomt elke vrouw, de een wat eerder, de ander wat later. Er zijn diverse termen in omloop, die een beetje door elkaar lopen. Daarom geven we voor we beginnen met een beschrijving van de symptomen, eerst wat opheldering over de terminologie. Er bestaat een wijdverbreid misverstand over het woord 'overgang'. In de volksmond wordt het vaak gelijkgeschakeld met het woord menopauze. De overgang is echter officieel de periode voorafgaand aan de menopauze. Even een tijdslijn ter verduidelijking.

Officieel:				
± 0-12 kinderjaren	± 12-16 puberteit	± 16-45 adolescentie/ volwassenheid	± 45-51 premenopauze/ climacterium	± 51-eind (post)menopauze: 1 jaar niet gemenstrueerd en alle jaren daarna
Volksmond:				
± 0-12 kinderjaren	± 12-16 puberteit	± 16-45 adolescentie/ volwassenheid	± 45-51 overgang	± 51-eind middelbare leeftijd, bejaard

De spraakverwarring is niet zo vreemd. De term overgang is eigenlijk een heel logische term die aanduidt dat je van de ene naar de andere fase 'overgaat'. Je zit in het overgangsgebied tussen de vruchtbare periode waarin je menstrueert en de onvruchtbare periode waarin je niet meer menstrueert.

De term 'menopauze' is in onze ogen eveneens verwarrend. Alhoewel het volgens van Dale betekent: 'het ophouden der menstruatie in de climacterische jaren', veronderstelt het woord 'pauze' dat er sprake is van een korte onderbreking. En dat is niet het geval. Als de menstruatie een jaar weg is (de pauze) dan komt die daarna ook niet meer terug. In dit boek zal de term overgang gebruikt worden omdat die in de dagelijkse omgangstaal het meest gebruikt wordt. Met overgang bedoelen we de hele periode vanaf het moment dat je menstruatie begint 'te rommelen' tot er definitief een eind aan is gekomen (en dat is dus een jaar nadat je voor het laatst hebt gemenstrueerd).

In dit hoofdstuk zetten we de lichamelijke en geestelijke symptomen van de overgang op een rijtje. En we gaan in op wat je kunt doen om er duidelijkheid over te krijgen of je werkelijk in de overgang zit.

1.3 Typerend beeld van de kwaal

Als je de films en boeken mag geloven, is het typerende beeld van een vrouw in de overgang dat wat de cartoon op pagina 16 laat zien. Een bij tijd en wijle hevig zwetend type waar je heel voorzichtig mee om moet springen omdat ze van het ene op het andere moment zomaar verschrikkelijk kwaad kan worden. En omdat de hormonen op volstrekt onvoorspelbare momenten toeslaan, weet je nooit van tevoren wanneer ze waarom boos zou kunnen worden. Waar ze de ene keer goedlachs zegt: 'ach kind we maken allemaal fouten', geeft ze een andere keer het kind voor hetzelfde vergrijp een maand huisarrest. Zoals meer stereotypen is ook dit beeld niet conform de werkelijkheid, maar het bevat wel een kern van waarheid.

Net zoals in de puberteit vindt er tijdens de overgang een grote verandering plaats in je hormoonhuishouding. Dit houdt in dat je menstruatiepatroon erg onregelmatig kan worden. Omdat hormonen tevens je stemming beïnvloeden, vinden ook daarin grote schommelingen plaats. Zonder dat je er zelf iets aan kunt doen, kunnen je emoties aanvoelen als een kalm briesje, maar ook als een orkaan en alle gradaties daartussenin. Nog lastiger dan de heftigheid van de emoties is het feit dat er geen geleidelijke opbouw in zit. Je ziet het niet aankomen. Het kan ineens toeslaan.

> Ik zat heel gezellig met man en kinderen aan het avondeten. Vrijdagavond, drukke week achter de rug, eindelijk even uitpuffen. Tot mijn dochter het deksel van de pan optilde en zei: 'goh, alweer macaroni, wat een verrassing'. In één seconde ging ik helemaal uit mijn dak. Tierend als een viswijf heb ik haar naar haar kamer gestuurd. Met de gezellige vrijdagavond is het niet meer goed gekomen. De volgende dag heb ik wel mijn excuses aangeboden maar tegelijk ook duidelijk gemaakt dat die opmerking echt niet leuk was.

Het bovenstaande komt vaak voor: op zich kan iedereen zich wel voorstellen dat je niet blij bent met zo'n opmerking als je net een half uur in de supermarkt in de rij hebt gestaan en daarna nog een half uur achter het fornuis terwijl je voorafgaand aan het eettraject ook 'gewoon' gewerkt hebt. De heftigheid van de reactie is echter vaak buiten proporties. Het overvalt vrouwen zelf ook: ze zijn het niet van zichzelf gewend.

De heftige emoties hoeven overigens niet altijd boosheid te zijn zoals het voorgaande citaat misschien doet vermoeden. Ook verdriet of

blijdschap kunnen ineens veel heftiger ervaren worden. Vrouwen die voorheen met droge ogen naar de meest afschrikwekkende taferelen op tv konden kijken, houden het ineens niet meer droog bij de aanblik van een aangereden hondje op Animal Planet.
Wat de buitenwereld merkt van al die emoties, hangt af van de hoeveelheid zelfbeheersing die je achter de hand hebt. En uiteraard van hoeveel je meent überhaupt voor de omgeving verborgen te moeten houden.

1.4 Lichamelijke symptomen

De bekende lichamelijke symptomen zijn al getekend in de cartoon aan het begin van dit hoofdstuk. Maar de lijst van klachten die aan de overgang worden toegeschreven is nog veel langer. Al is het de vraag of al deze symptomen aan de overgang te wijten zijn. Voor een deel zijn het tekenen van het normale verouderingsproces.

Lichamelijke klachten tijdens de overgang

Typische overgangsklachten:
- onregelmatige menstruatie
- hevige menstruatie
- opvliegers/hartkloppingen/zweten
- slecht slapen
- droge vagina/pijn bij het vrijen
- pijn of jeuk in de vagina en/of urinewegen
- ongewild urineverlies

Atypische overgangsklachten *(relatie met de overgang is minder eenduidig)*:
- vermoeidheid
- minder of meer zin in vrijen
- rimpels
- dun haar
- gewichtsveranderingen

1.5 Typische overgangsklachten

1.5.1 Onregelmatige menstruatie

Doordat je hormoonspiegel gaat schommelen, is er soms wel sprake van een eisprong en soms niet. Ofwel: de ene maand word je wel ongesteld, en de andere niet. Of: je wordt twee keer in vier weken ongesteld en dan drie maanden niet. Kortom: je menstruatie begint te rommelen en bij de een uit zich dit in af en toe een keertje overslaan, bij de ander wordt het één grote janboel. Lastig als je denkt dat je net ongesteld geweest bent en een week later word je ineens op het toilet op je werk (geen noodvoorraad tampons aanwezig) overvallen door alwéér een menstruatie.

1.5.2 Hevige menstruatie

In deze periode kan de menstruatie ook ineens heviger zijn dan je gewend bent en langer duren dan anders. Soms is er namelijk wel sprake van een 'normale' cyclus, maar heeft er geen eisprong plaatsgevonden. Daardoor wordt de normale oestrogeen-progesteronverhouding verstoord. Gevolg: dikker baarmoederslijmvlies en dus ook een zwaardere menstruatie. Vaak betekent dit niet alleen meer en langere bloedingen. Soms zitten er ook 'klontjes' bij het menstruatiebloed, stukjes slijmvlies die afgestoten worden. Het is logisch dat je daar in eerste instantie van schrikt, maar het is een normaal verschijnsel.

1.5.3 Opvliegers/hartkloppingen/zweten

Opvliegers zijn aanvallen van warmte die zich van je gezicht tot je hele lichaam kunnen uitstrekken. Vaak word je er ook rood bij en ga je overvloedig transpireren tijdens zo'n aanval. Soms duren ze een paar minuten, soms wel een kwartier. Veel vrouwen hebben er ook 's nachts last van en worden daardoor badend in het zweet wakker.

Bij een deel van de vrouwen gaat een opvlieger gepaard met hartkloppingen.

> Ik had het vroeger altijd en overal koud, ook in bed. Twee dekbedden, sokken aan, poezen op het voeteneind en de kachel hoog. Sinds een jaar is daar echter drastisch verandering in gekomen. Ik slaap met het raam open en het dekbed ligt vaker naast het bed dan erop. Soms word ik midden in de nacht wakker omdat het zweet van mijn hoofd gutst en mijn T-shirt drijfnat en dus koud is. De nachten zijn al met al een stuk onrustiger geworden, ook voor mijn partner. Hij geniet ongewild mee van alle thermische problemen.

1.5.4 Slecht slapen

Tijdens de overgang slapen veel vrouwen slechter dan vroeger. Vlak voor de menstruatie en tijdens de zwangerschap slapen veel vrouwen eveneens minder goed dan normaal. De klachten variëren: sommige vrouwen hebben vooral moeite met in slaap vallen, anderen worden veel wakker, maar de meest gehoorde klacht is licht slapen. Veel vrouwen worden van elke beweging of snurk van manlief wakker en daarna lukt het hun vaak niet meer om weer in een diepe slaap te raken. Een bijkomende verklaring voor dit fenomeen zou kunnen zijn dat vrouwen van nature lichter gaan slapen als ze kinderen hebben, omdat ze als het ware ook 's nachts alert moeten/willen zijn om zo nodig op tijd in actie te kunnen komen. Wel een beetje jammer dat je die knop niet meer uit kunt zetten als je kinderen het huis uit zijn en je man door toegenomen lichaamsgewicht in de loop der jaren steeds harder is gaan snurken. Dat de nachtelijke zweetpartijen en bijbehorende hartkloppingen evenmin bijdragen aan een ongestoorde nachtrust, spreekt voor zich.

1.5.5 Droge vagina/pijn bij het vrijen

De oestrogenen die je in de overgang steeds minder aanmaakt, zijn helaas ook de hormonen die ervoor zorgen dat het weefsel, het slijmvlies, van je vagina elastisch en vochtig blijft. Minder oestrogenen, betekent dunner en droger slijmvlies. Mogelijk neemt de kans op een vaginale infectie toe. Ook soa's (seksueel overdraagbare aandoeningen, oftewel: geslachtsziektes) kunnen in deze periode nog steeds toeslaan. Het slijmvlies van de schede wordt dunner en droger, waardoor het vrijen minder soepel gaat. Seks hebben met een droge vagina voelt niet fijn. Het gaat zeer doen en er is een grotere kans op wondjes. Door de droogte kunnen vrouwen ook jeuk aan hun geslachtsdelen krijgen. Minder dan 50% van de vrouwen heeft last van bovengenoemde vaginale klachten.

1.5.6 Jeuk/pijn in de urinewegen en urineverlies

Niet alleen het vaginaslijmvlies wordt dunner. Dat geldt ook voor ander weefsel, zoals het slijmvlies van de urinewegen. Sommige vrouwen krijgen last van jeuk in het hele 'tussenbeense' gebied (met dank aan Renate Dorrestein voor deze mooie term). Het uiteinde van je plasbuis (de urethra) is bovendien wat betreft elasticiteit net als de vagina afhankelijk van oestrogenen. De urethra wordt minder elastisch en het weefsel erin en eromheen wordt dunner.
Dit betekent dat je een grotere kans hebt om een beetje urine te verliezen als je moet niezen, lachen of even een sprintje moet trekken om de laatste bus te halen. Sommige vrouwen hebben hier ook last van tijdens het vrijen. Bijna een op de zes vrouwen van boven de 45 heeft een of meer problemen met de urinewegen. Geen gering probleem dus.

1.6 Atypische overgangsklachten

1.6.1 Vermoeidheid

Sterk wisselende hormoonspiegels dragen bij aan vermoeidheid maar ook de gestoorde nachtrust maakt dat vrouwen in de overgang vaker vermoeid zijn dan ze van zichzelf gewend waren. Vrouwen kunnen meer moeite krijgen met bijvoorbeeld de combinatie van werk en huisgezin. Als vrouwen in deze periode ook nog de zorg hebben voor ouders die steeds meer aandacht nodig hebben, wordt de draagkracht wel erg op de proef gesteld. Door het klimmen der jaren is de rek er wat uit. Alles gaat niet meer zo gemakkelijk als je gewend was en je krijgt niet minder maar juist meer te doen. Geen wonder dat sommige vrouwen op den duur het gevoel hebben chronisch overbelast te worden, met bijbehorende vermoeidheidsklachten.

1.6.2 Minder zin in vrijen

Er wordt in een aantal onderzoeken aangetoond dat veel vrouwen minder zin hebben in vrijen. Of dit komt door de veranderde hormoonspiegel of dat het te maken heeft met andere factoren is niet helemaal duidelijk. Het lijkt niet onlogisch dat je minder zin hebt om te vrijen als je niet zo blij meer bent over hoe je lichaam eruit ziet en je bovendien vaak erg moe bent. Ook pijn bij het vrijen door een te droge vagina kan er een oorzaak van zijn dat je vaker denkt: 'laat maar zitten vanavond'.

> Ik woon in een klein dorp waar iedereen bij de apotheek mij kent. Voor een flesje Sensilube wilde ik daarom naar een apotheek in een dorp verderop. Helaas: daar stond het flesje op een schap achter de toonbank en er waren vijf mensen achter mij die alles konden horen wat ik vroeg. Met een doosje paracetamol stond ik dus even later weer op straat. Gelukkig kon ik eindelijk

mijn slag slaan bij het Kruidvat hoewel in de rij bij de kassa twee vriendinnen van mijn dochter achter mij stonden toe te kijken hoe en wat ik afrekende. Ik hoopte maar dat zij, op hun leeftijd, nog geen benul hadden van wat er in zo'n flesje kon zitten. Ik moet er al met al tegenwoordig wel wat voor doen om gewoon lekker met mijn man te kunnen vrijen.

Gelukkig blijkt uit weer ander onderzoek dat er vrouwen zijn die in deze leeftijdsfase juist meer zin in vrijen krijgen. Mogelijke verklaringen: de (eventuele) angst voor zwangerschappen is verminderd en omdat de kinderen groter worden of al het huis uit zijn, voel je je wellicht weer meer vrouw en minder moeder.

1.6.3 Rimpels

Het oestrogenenverhaal geldt eigenlijk voor je hele lijf: de binnenkant en de buitenkant. Met het klimmen der jaren wordt je huid droger, minder elastisch, waardoor je uiteindelijk rimpels krijgt. Andere factoren hebben echter eveneens een grote invloed op de vorming van rimpels: roken, te veel in de zon zitten of te veel onder de zonnebank liggen. Allemaal factoren die mede bepalen hoe rimpelloos (of -rijk) je de jaren doorkomt. Je aanleg speelt echter ook een niet geringe rol. Had je moeder tot op hoge leeftijd een perzikhuidje, dan heb je grote kans dat ook jij lang gevrijwaard blijft van lijnen, groeven en kraaienpootjes.

1.6.4 Minder haar/meer haar

Met het dalen van de oestrogeenspiegel krijgt het mannelijk hormoon testosteron meer speelruimte. Gevolg: minder haar op je hoofd en meer haar op je kin en je benen. Inderdaad: je krijgt een zogenaamd mannelijk beharingspatroon. De beharing van je schaamstreek en je oksels wordt minder. Voor de vrouwen die altijd gewend waren om dit haar te verwijderen, is dat een meevaller.

1.6.5 Gewichtsveranderingen

Door het ouder worden (en dit is een lot dat iedereen treft) wordt je stofwisseling trager. Als je dus hetzelfde eet- en bewegingspatroon zou aanhouden, zou je toch aankomen. Dat kan oplopen tot een kilo per jaar. Dat lijkt niet veel, maar als je geen maatregelen neemt kom je in 25 jaar 25 kilo aan. Voor hart- en vaatziektes is een gezond gewicht uiteraard van groot belang. Veel mensen die ouder worden gaan echter ook nog eens minder bewegen. Waar we vroeger voor veel dingen de fiets pakten (omdat er geen auto was bijvoorbeeld), gaan we nu vaak al voor een boodschap met de auto naar het winkelcentrum dat maar op vijf of tien minuten fietsen bij ons vandaan ligt.

> ... als je een uur rent en dan een uur niets doet, had je net zo goed twee uur kunnen wandelen. Als je vaker wandelt in plaats van de auto te nemen, is al dat gehol en gejog nergens voor nodig. Dat is goed nieuws, want hollen en joggen hebben een groot nadeel: je wordt er moe van.
>
> (Midas Dekkers, 2006)

Gelukkig heeft lang niet iedere vrouw last van dit soort lichamelijke verschijnselen. Maar 70% heeft er in meer of mindere mate last van. Globaal kun je de vrouwen in drie groepen verdelen. Een derde geeft aan nergens iets van te merken, een derde zegt af en toe last te hebben en een derde van de vrouwen geeft aan zich echt ziek te voelen door deze klachten. Zoals je al aan het lijstje kunt zien, beïnvloeden en overlappen de klachten elkaar deels. Als je door opvliegers 's nachts slecht slaapt, loop je meer kans op vermoeidheid overdag. Heb je last van een droge vagina dan is de kans groot dat je ook pijn hebt bij het vrijen.

In het volgende deel van het hoofdstuk gaan we in op de geestelijke symptomen of klachten die de overgang met zich mee kan brengen. Denk overigens niet dat we het laten bij een opsomming van de klachten die je mogelijk gaat krijgen of al hebt. In hoofdstuk 5 vertellen we welke middelen en maatregelen er zijn om de klachten te bestrijden of er in ieder geval minder last van te hebben.

1.7 Geestelijke symptomen

Je zou verwachten dat er een rechtstreeks verband bestaat tussen de hoeveelheid hormonen (oestrogenen) die er nog in je lijf aanwezig zijn en je stemming. Een beetje zoals een gloeilamp: hoe minder watt, hoe minder licht. Dat ligt echter gecompliceerder, al kun je waarschijnlijk wel stellen: hoe meer onrust er hormonaal in je lichaam is, hoe humeuriger je bent.

De meeste vrouwen hebben in de beginperiode van de overgang, als de hormoonhuishouding het meest uit balans is, het meeste last van 'geestelijke symptomen'. In het kader staan de meest voorkomende psychische klachten/verschijnselen vermeld. (De – lichamelijke – oorzaak van de geestelijke symptomen wordt verder uit de doeken gedaan in hoofdstuk 2.)

- overgevoeligheid/prikkelbaarheid
- somberheid
- onzekerheid of angst
- gebrek aan concentratie en vergeetachtigheid

1.7.1 Overgevoeligheid/prikkelbaarheid

Sommige vrouwen hebben in de overgang perioden waarin ze weinig kunnen hebben van anderen. Als hun man aardig bedoeld opmerkt: 'lieverd, je ziet een beetje pips, voel je je wel goed?' dan kan het gebeuren dat deze vraag enigszins vervormd binnenkomt: 'je ziet er niet uit, ik kan wel zien dat je een oude muts wordt, doe er wat aan!' De reactie is navenant. Juist als mensen het niet van zichzelf gewend zijn dat ze zulke lange tenen hebben, en hun omgeving ook niet, kunnen geprikkelde reacties voor vervelende situaties zorgen.
Het is ook logisch dat manlief niet tot in het oneindige aardig blijft. Als hij echter uiteindelijk van zich af gaat bijten, zijn de rapen helemaal gaar. Dan weet je het zeker: 'hij houdt niet meer van me!'
Gelukkig komt deze overgevoeligheid lang niet bij iedereen voor en als je er wel last van hebt, dan is dat vaak niet permanent het geval. Vooral als je moe bent of als er al meer dingen tegen zitten. Maar soms ook zó maar, net zoals vroeger voor je ongesteld werd.

1.7.2 Somberheid

Veel vrouwen hebben last van sombere gevoelens in de overgang. In een groot onderzoek dat enkele jaren terug in Nederland is uitgevoerd, bleek dat van de vrouwen die nog niet in de overgang zaten circa 15% depressief was, van de vrouwen in de overgang eveneens circa 15% maar van de vrouwen die de overgang achter de rug hadden circa 25%. Omdat het niet zo waarschijnlijk is dat er in korte tijd (in ongeveer een jaar: van 'in' de overgang naar 'na' de overgang) ineens zoveel in je leven verandert dat je depressief wordt, neemt men aan dat het gedaalde oestrogeenniveau op zich dus een risicofactor is voor het ontwikkelen van een depressie.
Nu is er gelukkig nog een verschil tussen somberheidsklachten en depressie. Maar het is wel belangrijk om het verschil te weten. Gaan je somberheidsklachten na een paar dagen of een week weer

over, dan is het een kwestie van een beetje aardig zijn voor jezelf in die periode en je omgeving om enig begrip vragen. Als de somberheid langer aanhoudt en je er echt last van hebt, dan moet je in actie komen (zie hoofdstuk 5). In officiële termen heb je een depressie als je minimaal twee weken achtereen vaker wel dan niet somber bent of niet van dingen kunt genieten (anhedonie). Daarnaast moet je nog minimaal vier andere symptomen hebben, bijvoorbeeld: moeite met inslapen of doorslapen, verminderde (of juist vermeerderde) eetlust, concentratie- of geheugenproblemen, moeheid, schuldgevoelens, prikkelbaarheid, lichamelijke onrust of juist remming en/of gedachten aan de dood. Op het internet zijn goede zelfdiagnosevragenlijsten te vinden (zie Literatuur en websites). En anders kun je altijd je huisarts vragen wat hij ervan vindt.

1.7.3 Onzekerheid of angst

Ook hier weer: onzekerheid of angst kan ineens toeslaan en kan ook zo weer over zijn. Waarschijnlijk mede samenhangend met een sterk schommelend oestrogenenpeil. Vaak komt de onzekerheid niet alleen, maar zal die gepaard gaan met de somberheidsklachten waar we het over hadden. Het komt echter ook voor dat de angst voorop staat. Sommige vrouwen durven in deze levensfase ineens niet meer zelf auto te rijden of in ieder geval de autoweg niet meer op.
Weer anderen worden overbezorgd om het welzijn van hun man of kinderen en kunnen niet ophouden met roepen dat ze voorzichtig moeten zijn als hun geliefden de deur uitgaan. Omdat je in deze levensfase wordt geconfronteerd met het feit dat er van alles aan het aftakelen is (fysiek en mentaal) en je vaak in je omgeving ook misschien al sterfgevallen hebt meegemaakt, lijkt de dood ineens niet meer zo vreselijk ver weg als vroeger. Het is iets wat ook jou en je gezinsleden kan overkomen. Als je een keer hebt meegemaakt dat je kind drie maanden in het ziekenhuis lag na een val bij een

'wheelie' (voor de puberlozen onder ons: op je achterwiel fietsen), dan word je daar automatisch een stuk voorzichtiger van. En dit strekt zich vooral uit tot de mensen die je lief zijn.

1.7.4 Gebrek aan concentratie en vergeetachtigheid

Veel vrouwen in de overgang ervaren, behalve stemmingsklachten en onzekerheden, vooral ook de concentratieproblemen en vergeetachtigheid als heel irritant. Deze problemen kunnen zich op allerlei manieren uiten. Veel vrouwen melden dat ze ineens niet meer op namen kunnen komen, of woordvindingsproblemen hebben.

> Mijn schoonmoeder had negen kinderen. Toen ze een jaar of veertig werd, kwam het steeds vaker voor dat ze zo snel niet op de naam van de een of de ander kon komen. Aanvankelijk zei ze steevast eerst een paar keer de verkeerde naam voor ze op de goede kwam. Maar op een gegeven moment had ze de juiste strategie te pakken. Ze begon gewoon boven aan de kinderrij en ging de hele rij af tot ze bij de naam terechtkwam die ze zocht. Dit alles tot grote hilariteit van de hele familie die natuurlijk altijd al lang in de gaten had wie ze bedoelde. Hulp werd echter niet op prijs gesteld.

Nu hoeft dit (zoals ook in het bovenstaande citaat) niet zoveel problemen op te leveren. Je kunt er een grapje over maken en dat is de houding die er waarschijnlijk zelfs voor zorgt dat je er het minste last van hebt. Want juist als je je er druk over gaat maken, lukt het helemaal niet meer. 'Oh, God, de baas gaat nu aan me vragen wie dat rapport geschreven heeft en dat zou ik ook moeten weten, maar ik kan er even niet opkomen!' Ben je eenmaal in dit stadium van overbewustzijn aangeland, dan kun je het verder wel vergeten.
Te veel spanning en stress zorgen ervoor dat je helemaal blokkeert. Alleen: dit is wel gemakkelijk gezegd, maar als het onthouden van dergelijke informatie bijvoorbeeld onderdeel van je werk is, dan

wordt het toch lastig om daar soepel mee om te gaan. Concentratieproblemen en vergeetachtigheid zijn tot slot verschijnselen die ook los van de overgang optreden. Het hoort bij het ouder worden. Het is dus niet met zekerheid te zeggen of de klachten nu veroorzaakt worden door hormonen en/of door het klimmen der jaren.

1.8 Diagnostiek

Hoe weet je nu dat je in de overgang bent? Zoals we al eerder schreven is de overgang een periode waarvan het begin moeilijk te bepalen is en het eind niet goed te voorspellen. Pas als de menstruatie een jaar lang helemaal is weggebleven, is de menopauze aangebroken. Ook in de menopauze kunnen overgangsklachten zoals opvliegers nog voorkomen, soms gaat dat een aantal jaren door. De meeste vrouwen merken ergens tussen hun veertigste en vijftigste dat hun cyclus een ander patroon gaat vertonen. Vaak is de menstruatie heviger dan vroeger en duurt het langer. Bij andere worden de perioden tussen de ongesteldheid langer of korter, of zelfs helemaal onvoorspelbaar. Die onregelmatigheid heeft te maken met hormonale veranderingen die zich voordoen als de voorraad eitjes in de eierstokken opraakt. Dat betekent dat er niet elke cyclus meer een eitje vrijkomt; je bent wel nog steeds vruchtbaar zolang er eitjes vrijkomen. De kans op bevruchting is weliswaar kleiner dan toen je jonger was, maar niet nihil. Als je twijfelt of je wel of niet in de overgang bent, kan de huisarts je een verwijzing geven voor het laboratorium. Het laboratorium bepaalt dan de hoeveelheid follikelstimulerend hormoon (FSH) in het bloed. Bij vrouwen die niet in de overgang zijn, is die waarde laag, dat wil zeggen: lager dan 10 U/l. De waarde is echter afhankelijk van het tijdstip in de cyclus waarop geprikt wordt. Rond de eisprong kan de waarde juist ook hoog zijn. Naarmate de waarde van het FSH stijgt, neemt de kans toe dat je daadwerkelijk in de overgang bent. Dat is zeker het geval als ook de waarde van het luteïniserend hormoon (LH) hoog is. Ook kan de hoeveelheid oestrogeen die in het bloed aanwezig is, worden bepaald. Het oestrogeengehalte wordt lager in de overgangsfase. De hoogte van de FSH-, LH-, en oestrogeenwaarden voorspelt echter niet wanneer de overgang aanbreekt en afgelopen is.

1.8.1 Hoe stelt de huisarts de diagnose?

Bepalen van het FSH- en oestrogeengehalte is eigenlijk de enige manier waarop een arts de overgang kan vaststellen, maar nodig is dat niet. De diagnose berust uiteindelijk op de verandering in het menstruatiepatroon en de typische klachten zoals opvliegers.
Die kun je het beste zelf waarnemen. Alleen als vrouwen erg jong zijn, heeft het soms zin om deze bepalingen te laten doen, omdat je daarmee kunt vaststellen of het inderdaad de overgang is of dat er iets anders aan de hand is. Hevige menstruaties kunnen bijvoorbeeld ook te maken hebben met vleesbomen (myomen) in de baarmoeder. In dat geval kan de huisarts een echo laten maken om vast te stellen of dit inderdaad het geval is.

1.8.2 Zelfdiagnose

De diagnose kun je zelf heel goed stellen op basis van je klachten, je veranderde menstruatiepatroon en je leeftijd. De FSH-bepaling voegt daar eigenlijk weinig aan toe. Toch zijn er tegenwoordig testen op de markt waarmee je zelf de FSH-waarden in de urine kunt bepalen. Dat zou aan kunnen geven of je al dan niet in de overgang bent.
De firma's die de testen op de markt brengen, claimen dat ze uitermate betrouwbaar zijn. Dat is echter de vraag; tot nu toe is er geen onafhankelijk onderzoek uitgevoerd dat die claims bevestigt. Verder is vaak de interpretatie van de uitslag lastig: betekent een hoge waarde inderdaad dat je in de overgang bent of kan het ook

ergens anders door komen? Ons advies is om eerst goed na te denken: wat wil je precies weten, levert de test inderdaad de gevraagde informatie op? Of kun je net zo goed afgaan op je klachten? In ieder geval geldt: ben je wat te jong voor de overgang maar heb je toch klachten die in die richting wijzen: ga dan even naar de huisarts.

1.9 Samenvatting

De overgang: de periode waarin je menstruatie onregelmatig wordt tot het tijdstip waarop je al een jaar niet ongesteld bent geweest. Het is een fase waarin vrouwen last kunnen hebben van lichamelijke en geestelijke klachten. De bekendste lichamelijke klachten zijn opvliegers en zweetaanvallen, hoewel ook pijn bij het vrijen en rimpels krijgen meestal niet als prettig worden ervaren. De meest voorkomende geestelijke klachten zijn emotionele instabiliteit (ineens heel boos worden over iets waarover je een dag eerder nog je schouders zou hebben opgehaald) en depressieve klachten. Oorzaak van al deze symptomen zijn waarschijnlijk het afnemende oestrogenenniveau en het feit dat deze daling niet regelmatig verloopt. Het oestrogenenniveau in deze periode is meer een reddingsbootje op volle zee. Soms is de zee glad maar soms ook niet en het bootje schommelt erg mee. Of je in de overgang bent kun je zelf wel bepalen door goed naar je klachten te kijken. Je kunt echter ook een test bij de apotheek halen of de huisarts raadplegen.

HOOFDSTUK 2
Hoe komt het eigenlijk?

2.1 Inleiding

Spreken over oorzaken van de overgang doet vermoeden dat er een duidelijk aan te wijzen biologische oorzaak is dat je in de overgang komt. De oorzaak van een hersenschudding is een val, of je hebt je hoofd gestoten. De oorzaak van tuberculose is een bacterie.
Maar zo simpel ligt het niet, niet bij de hersenschudding en niet bij de tuberculose, en ook niet bij de overgang. Aan ziekte ligt vaak een gecompliceerd proces ten grondslag. Lang niet iedereen die met de tuberkelbacil in aanraking komt wordt ziek, en niet iedereen die valt krijgt een hersenschudding. Zo is het ook bij de overgang. Niet iedereen die in de overgang komt, krijgt daar last van. Al is het natuurlijk wel zo dat elke vrouw vroeg of laat in de menopauze komt, dat wil zeggen: niet meer menstrueert.

2.2 Lichamelijke oorzaken van de overgang

Bij de overgang is er (meestal) niet iets van buitenaf nodig om klachten te krijgen. Het hele proces, inclusief de aanleiding, speelt zich in je lichaam af. Je kunt zeggen dat bij sommige vrouwen de aanleiding wel van buiten komt: bijvoorbeeld als hun eierstokken verwijderd of bestraald worden; dan kunnen ze al heel vroeg in de overgang komen. Elke cel wordt ooit gevormd maar sterft ook weer af. Mensen gaan dood en veel mensen worden gelukkig eerst oud voor ze sterven. Het ouder worden is met andere woorden een natuurlijk proces. Hoe dit proces op celniveau in elkaar zit gaan we (vrees niet) hier niet uit de doeken doen. Wel gaan we in dit hoofdstuk uitleggen wat er lichamelijk precies gebeurt als je in de overgang komt. Dan kun je beter begrijpen wat er precies met je aan de hand is. En dat kan het gemakkelijker maken om beslissingen te nemen over wat je zelf kunt doen om zo min mogelijk last van de overgang te hebben.

2.2.1 Een nieuw hormonaal evenwicht

Zowel het begin als het einde van de vruchtbare periode wordt gekenmerkt door heftige wisselingen in de hormonale huishouding, die vaak een paar jaar duren. In beide gevallen komt er uiteindelijk een nieuw hormonaal evenwicht tot stand. In de puberteit treedt de eerste menstruatie (menarche) op, bij het ene meisje al op haar 11e, bij het andere pas op haar 15e. Die variatie is heel normaal, net als het moment van aanvang van de menopauze. In de puberteit bepaalt de biologische klok het moment waarop de eierstokken actief gaan worden en maandelijks een eitje gaan produceren. In het begin is dat proces nog vaak onregelmatig, het lichaam moet als het ware leren hoe het moet. Na een paar jaar is er meestal een regelmatige cyclus ontstaan.

In het regelcentrum in de hersenen, het hypothalamus-hypofyse-systeem (figuur 1), wordt onder invloed van die biologische klok een seintje naar de eierstokken gestuurd. Dat seintje bestaat uit het aanmaken van het follikelstimulerend hormoon (FSH) dat via het bloed naar de eierstokken gaat. Onder invloed van dat FSH gaat een

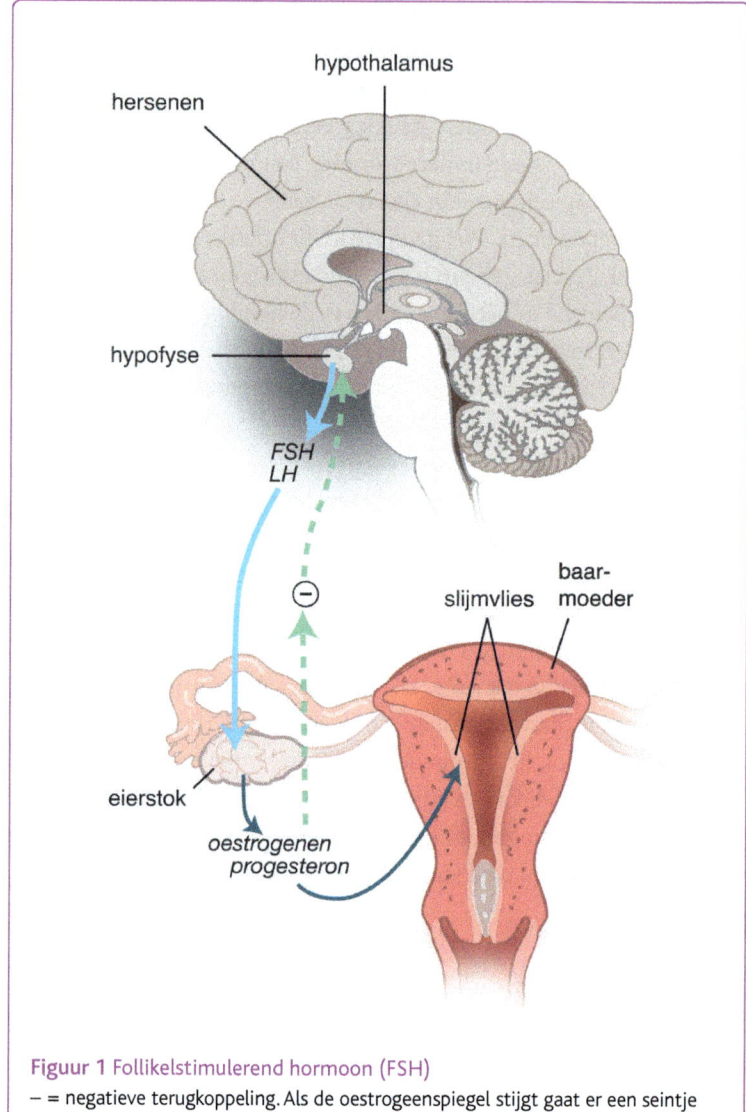

Figuur 1 Follikelstimulerend hormoon (FSH)
− = negatieve terugkoppeling. Als de oestrogeenspiegel stijgt gaat er een seintje naar de hersenen en de FSH-aanmaak daalt.

aantal eitjes rijpen en één daarvan vormt een follikel, een blaasje waar het eicelletje in ligt. De eierstok produceert dan ook oestrogeen en naarmate er meer oestrogeen gevormd wordt, krijgt het regelcentrum teruggekoppeld dat er geen FSH meer nodig is.
De FSH-productie neemt af en de productie van het luteïniserend hormoon (LH) komt op gang. Daardoor laat de eierstok de gevormde follikel kapotgaan zodat het eitje vrijkomt en via de eileiders naar de baarmoeder op weg gaat. De eierstok produceert nu niet alleen oestrogeen maar ook progesteron. Samen zorgen deze hormonen ervoor dat het slijmvlies van de baarmoeder zich klaar maakt om het eitje als het bevrucht is op te vangen. Als dat inderdaad gebeurt, als het bevruchte eitje zich innestelt, gaat er een seintje naar de eierstokken en naar de hersenen om te zorgen dat de eierstokken progesteron, ook wel het zwangerschapshormoon genoemd, blijven aanmaken.
Als er geen innesteling plaatsvindt, blijft dat seintje uit en komt de menstruatie op gang.

Een menstruatie bestaat dus altijd uit de bovenste laag van het slijmvlies dat iedere keer opnieuw wordt opgebouwd, de ene keer dikker dan de andere. De voorraad eitjes die een vrouw heeft, is bij de geboorte al volledig aangemaakt en bepaald. Gedurende de vruchtbare leeftijd worden geleidelijk alle eitjes opgemaakt.

2.2.2 Te weinig oestrogeen
Als de voorraad eitjes nagenoeg is uitgeput, produceert het regelsysteem in onze hersenen, het hypothalamus-hypofysesysteem (figuur 2) steeds meer FSH in de hoop dat er alsnog een eitje klaargemaakt wordt. Naarmate de eierstokken ouder worden, produceren ze minder oestrogeen en progesteron. Met name oestrogeen beïnvloedt veel weefsels in het lichaam, onder andere

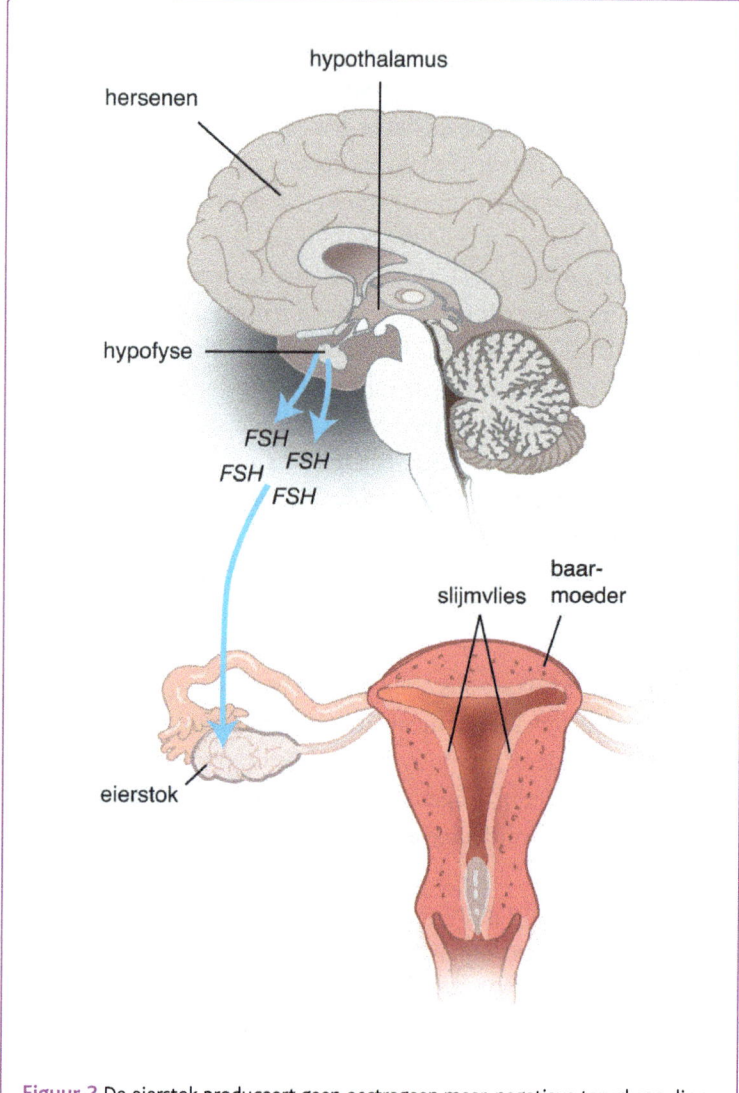

Figuur 2 De eierstok produceert geen oestrogeen meer, negatieve terugkoppeling ontbreekt en er wordt steeds meer FSH aangemaakt: +++

de elasticiteit van de huid en de dikte van het slijmvlies, vooral in de vagina. Als de hoeveelheid oestrogeen afneemt, wordt de huid minder soepel en het slijmvlies dunner. Dat laatste kan soms klachten veroorzaken bij het vrijen, omdat het slijmvlies minder slijm produceert dan vroeger. Ook de borsten worden slapper, omdat het klierweefsel afneemt onder invloed van het dalende oestrogeengehalte. Oestrogeen heeft waarschijnlijk ook invloed op de bekkenbodem, de spieren worden slapper evenals het steunweefsel van de bekkenbodem. Gevolg daarvan is dat je minder gemakkelijk je plas op kunt houden. Osteoporose, het verschijnsel dat je botten brozer worden doordat ze minder kalk bevatten, staat waarschijnlijk ook onder invloed van oestrogeen. Men veronderstelt dat het oestrogeentekort ook een rol speelt bij de opvliegers, al is het precieze mechanisme daarvan niet duidelijk. Kortom, het dalen van het oestrogeengehalte draagt bij aan het verouderingsproces dat bij iedereen optreedt. Alleen gaat het bij mannen vaak veel geleidelijker dan bij vrouwen.

Men veronderstelt dat de afname van het oestrogeen ook de serotoninestofwisseling beïnvloedt. Serotonine is een zogenaamde neurotransmitter. Neurotransmitters zijn stofjes in de hersenen die belast zijn met de informatieoverdracht tussen de hersencellen. Serotonine speelt een rol bij het reguleren van de slaap én bij het reguleren van de stemming. Dit zou een verklaring kunnen vormen voor het gegeven dat veel vrouwen slecht slapen tijdens de overgang. Een andere verklaring kan zijn dat het vooral de nachtelijke transpiratieaanvallen zijn waardoor vrouwen slecht slapen.

De lichamelijke klachten van de overgang kunnen dus gedeeltelijk verklaard worden door het 'zoeken' van het lichaam naar een nieuw hormonaal evenwicht. De lichamelijke klachten op hun beurt kunnen leiden tot psychische klachten. Hoe meer opvliegers en slaapproblemen vrouwen hebben, hoe meer psychische klachten. Uit onderzoek blijkt dat vrouwen met slaapproblemen een meer dan twee keer zo groot risico lopen op psychische klachten als vrouwen zonder slaapproblemen.

2.3 Vervroegde overgang

Bij de meeste vrouwen worden de menstruaties ergens na hun 45e onregelmatiger, maar bij 1 tot 2% van de vrouwen houden de menstruaties al voor het 40e levensjaar op of worden zeer onregelmatig. Vaak merken vrouwen dit pas als ze stoppen met de pil, omdat ze zwanger willen worden. Als de menstruaties en ook zwangerschap lang uitblijven, is het raadzaam om door de huisarts te laten bepalen of een vervroegde overgang misschien de boosdoener is. De huisarts zal in zo'n geval FSH en oestrogenen laten bepalen. Het is niet raar als er na het stoppen met de pil niet meteen een normale menstruatie optreedt, dat kan een aantal maanden en in uitzonderingsgevallen zelfs een jaar duren, met name na gebruik van de prikpil. Hoe lang je wilt wachten voordat je naar je arts gaat, hangt ook af van hoeveel tijd je hebt. Een vrouw van 30 kan het zich permitteren om een jaar te wachten, maar dat ligt voor een vrouw van 38 heel anders. Bovendien is de kans op vroegtijdige overgang bij die vrouw van 38 groter dan bij die vrouw van 30. Voor de vrouw van 38 is het raadzaam om na een half jaar wachten op de terugkeer van de menstruatie naar de huisarts te gaan.

Officieel is er sprake van een vervroegde overgang als de vrouw jonger is dan 40, als de menstruatie gedurende vier maanden is weggebleven en het FSH-gehalte te hoog is (meer dan 40U/L). Andere termen voor vervroegde overgang zijn 'prematuur ovarieel falen' (POF) en 'climacterium praecox'. Sommige vrouwen raken vroegtijdig in de overgang omdat de voorraad eicellen in de eierstokken sneller dan gemiddeld uitgeput raakt. Dit is voor een deel familiair bepaald. Bij andere vrouwen blijken de eierstokken niet meer te reageren op prikkels vanuit de hersenen. Hoeveel FSH er ook geproduceerd wordt, de eierstokken doen niets. Ook als je probeert kunstmatig de eierstokken aan te zetten tot rijpen van de eicel, blijkt dat niet te lukken. Waardoor is helaas onbekend. Een vervroegde overgang kan een reden zijn om naar een gynaecoloog te gaan, zeker voor wie een kinderwens heeft.

> Toen ik op mijn 36e net had besloten met mijn vriend graag een gezin te willen stichten, bleek ik twee weken later ineens een ingetrokken tepel te hebben. Om een lang verhaal kort te maken: borstkanker, bestralingen en een chemokuur waren het gevolg. Gelukkig ben ik nu alweer een jaar of vijf klachtenvrij maar door de behandelingen ben ik vervroegd in de overgang gekomen en kan ik geen kinderen meer krijgen. Ik ben enerzijds dus heel gelukkig over mijn herwonnen gezondheid maar ik ben ook verdrietig dat zoiets 'gewoons' als kinderen krijgen voor ons niet is weggelegd.

2.3.1 Iatrogene overgang

Een vervroegde overgang kan ook optreden door een medische behandeling zoals bestraling of een operatie. In dat geval spreekt men van 'iatrogene overgang'. Iatrogeen betekent 'door medisch ingrijpen veroorzaakt'. Als je eierstokken operatief worden weggenomen, kom je direct in de overgang. Dit gebeurt bij ziekte van de eierstokken. Soms ook worden eierstokken preventief verwijderd bij vrouwen met een erfelijke aanleg voor borst- en eierstokkanker. Ook bestraling van de eierstokken kan leiden tot een vervroegde overgang; het gaat iets minder abrupt dan bij operatief verwijderen van de eierstokken. Chemotherapie kan eveneens de eierstokken uitschakelen waardoor je in de overgang komt. Als de behandeling is afgelopen komen bij jongere vrouwen na verloop van tijd de eierstokken soms toch weer op gang. Je merkt dat doordat de menstruatie weer terugkeert.

2.4 Factoren die het tijdstip van de overgang mede bepalen

Het tijdstip waarop de overgang begint, is variabel. De laatste jaren is er in diverse landen onderzoek gedaan naar factoren die samenhangen met het tijdstip van de menopauze. Daar komen allerlei factoren uit naar voren, maar van weinig factoren staat echt vast dat ze de kans op een vroegtijdige menopauze vergroten.

Als je moeder vroeg in de overgang kwam, is jouw kans om vroeg in de overgang te komen groter dan die van vrouwen wier moeder laat in de overgang kwam. Let op, het gaat om kansen, het is dus niet met zekerheid te zeggen. Maar aanleg speelt wel degelijk een rol. Zo langzamerhand krijgen we daar steeds meer kennis over door de toenemende mogelijkheden om DNA-diagnostiek te doen.

Ook weten we dat vrouwen die meer dan een pakje sigaretten per dag roken, gemiddeld twee jaar eerder in de overgang komen. Pilgebruik heeft daarentegen geen invloed op het tijdstip waarop de overgang begint. Naarmate je meer kinderen hebt gekregen, lijkt de kans groter dat de menopauze later optreedt.

Factoren die mogelijk wel met een eerder beginnende menopauze samenhangen zijn onder andere een lagere opleiding, gescheiden zijn, werkloos zijn en een hartaandoening hebben. Mogelijk liggen hier een ongezonder voedingspatroon en een ongezondere leefstijl aan ten grondslag.

Op basis van deze gegevens kun je de kans op een vroeger of juist later optredende menopauze een beetje inschatten, maar voorlopig blijft dat nattevingerwerk.

2.5 Factoren die de beleving van de overgang kleuren

2.5.1 Culturele factoren

Wanneer je in de overgang komt, hangt dus af van een soort innerlijke klok waar je weinig invloed op hebt. Soms heb je pech en kom je door ziekte veel eerder in de overgang dan jouw innerlijke klok eigenlijk had bepaald. Hoeveel last je hebt van de bijbehorende symptomen wordt echter voor een deel bepaald door andere factoren dan louter lichamelijke.

De woonplaats van vrouwen blijkt samen te hangen met de hoeveelheid klachten die ze melden. Vrouwen die in Noord-Amerika en Europa wonen hebben de meeste lichamelijke klachten. Of heeft dit misschien niet met woonplaats maar met ras te maken? Uit een groot onderzoek in de Verenigde Staten blijkt dat blanke vrouwen de meeste symptomen hebben, gevolgd door Latijns-Amerikaanse, Afro-Amerikaanse en tot slot de Chinese en Japanse vrouwen. Men veronderstelt dat het voedingspatroon in Aziatische landen iets te maken heeft met het feit dat vrouwen daar minder overgangsklachten rapporteren. Er wordt in die landen veel soja gegeten, waar zogenaamde natuurlijke oestrogenen in zitten. Dit zou de overgangsklachten kunnen verminderen. Men denkt dat dit voedingspatroon waarschijnlijk deels ook aangehouden wordt door de Aziatische vrouwen die in andere delen van de wereld (waaronder Amerika) zijn gaan wonen.

In veel Oosterse landen hebben oudere mensen meer status dan jongere. Dit is van invloed op de manier waarop je je eigen ouderwordingsproces ervaart. In meer westers georiënteerde landen zie je dat de jeugd de beste periode in het leven wordt gevonden. De literatuur, de muziek en de televisieprogramma's zijn steeds meer afgestemd op jongere mensen. Voorheen waren volwassenen de 'norm'. Dat was de meest begerenswaardige status. Dan had je iets te vertellen, jongeren telden niet zo mee: 'je bent nog niet droog achter je oren', 'je komt pas kijken'. Jongeren probeerden daarom ook zo snel mogelijk volwassen te worden, of om er in ieder geval zo volwassen mogelijk uit te zien. Als je kijkt naar plaatjes uit de jaren vijftig van de vorige eeuw, zie je dat de jeugd er als een jonge kloon van hun eigen vader of moeder bijloopt. Tegenwoordig is dit precies omgekeerd. Veel mensen doen er tegenwoordig juist moeite voor om er zo lang mogelijk zo jong mogelijk uit te zien. Als vrouw heb je nog een extra probleem: behalve je status verdwijnt ook nog je aantrekkingskracht. Blijven oudere mannen nog lang goed in de markt liggen, oudere vrouwen worden over het algemeen seksueel weinig aantrekkelijk meer gevonden. Naarmate de jaren verstrijken verdwijnt je aantrekkingskracht van het toneel. Hoewel de nieuwste ontwikkeling is dat er steeds meer vrouwen een jongere partner hebben, blijft dit fenomeen vooralsnog nog ver achter bij de praktijk van oudere mannen met een jongere vrouw als partner. De plek van de ouder wordende vrouw in onze maatschappij is dan ook momenteel in grote lijnen minder begeerlijk dan die van de jongere vrouw. Ook dat maakt het lastiger om te accepteren dat je niet langer jong bent. Dit kan invloed hebben op de manier waarop je de overgangsverschijnselen ervaart.

> Vrouwen' (....) 'zijn gemaakt van meisjes'. Maar het meisje verstomt in de loop van de jaren. Van binnen en van buiten. Wat ooit een giechelend uitje

met vriendinnen was om de eerste mascara te kopen, ontaardt in het inslaan van grondstoffen voor balseming. Uiteindelijk verdrinkt het meisje in een bad Oil of Olaz. De enige troost van de vrouw die rest, is de tuin. Niet zonder leedvermaak ziet ze de bloemen er elke herfst verschrompelen. Toch geven die bloemen het antwoord op de vraag hoe God toch zo nonchalant met schoonheid om kan springen. Elk voorjaar krijgt het longkruid er rode bloemen. Later worden die blauw. Zo kan elke hommel zien hoe snel ze verouderen. Rode bloemen moeten ze hebben, die zitten nog vol nectar. Wellustig peuren de hommels met hun lange tongen de zoete bodem van het malse weefsel af. Een paarse, oude bloem vliegen ze straal voorbij. Onbevredigd blijft die achter in haar chagrijnig paars.

(Midas Dekkers, 2006)

2.5.2 Psychosociale factoren

Behalve je status in de maatschappij zijn er nog andere factoren die invloed hebben op hoe je je overgang ervaart. En dus waarschijnlijk ook, of mede, op de hoeveelheid last die je hebt van de bijbehorende symptomen.

Als je een leuke baan hebt, zul je minder tijd hebben om erbij stil te staan hoe vervelend die opvliegers zijn. Door die baan zul je bovendien het gevoel hebben dat je iets betekent in de maatschappij. In een aantal gevallen combineer je dat ook nog eens met het draaiend houden van je gezin. Allemaal zaken waardoor je jezelf de moeite waard vindt en die daarmee bijdragen aan je gevoel van welbevinden. Als je leuke kinderen en een fijne partner hebt, geldt hetzelfde. Hoe meer positieve zaken in je leven, hoe minder last van overgangsverschijnselen. Echter: vrouwen die in de overgang zitten, hebben het vaak in dezelfde periode op andere terreinen ook niet zo gemakkelijk.

> Op mijn vijftigste zat ik midden in de overgang en mijn kinderen (waarvan de een belast met ADHD en de ander met een gewoon lastig karakter) zaten midden in de puberteit. 's Avonds bij ons aan tafel duurde het gemiddeld een minuut of zeven (ik heb het een tijdje bijgehouden) voor er één woedend van tafel opstond en briesend naar boven stampte. Ik heb alle maatregelen die ik kon verzinnen in de loop van de jaren in de strijd gegooid, met bar weinig succes. Uiteindelijk bleek dat alleen door het verstrijken van de tijd het gedoe uiteindelijk wat minder werd. In de loop van de jaren ging de heftigheid er enigszins af en nu lukt het ons af en toe om een hele maaltijd uit te zitten zonder dat er iemand voortijdig naar boven vertrekt.

Pubers en de overgang: een gruwelijke combinatie. Hormonen vliegen door het huis en soms heeft niemand meer grip op wat er gebeurt. Eigenlijk ook wel logisch. Aan het eind van de dag is iedereen moe. Vaak zijn er in de loop van de dag al frustraties opgebouwd en als je dan aan tafel zit en je zoon, dochter, man of huisdier doet iets verkeerd, dan is dat vaak net de druppel die de emmer doet overlopen. Omdat je thuis veilig bent, zul je bovendien minder remmingen voelen dan bijvoorbeeld op school of op je werk: een complete uitbarsting kan het gevolg zijn waarbij het ene woord natuurlijk weer het andere uitlokt.

> In de woonkamer zat Peter onder een handdoek over een stoombad gebogen. Hij proestte en snoof, hij niesde en brieste. '(...) Hè, verdorie', viel ik uit, 'neem daar nou niet elke keer de slakom voor.' Hij liet de handdoek een fractie zakken en keek me met rode oogjes zielig aan: wat heb jij nou ineens?
>
> (Renate Dorrestein, 2007)

Niet iedere vrouw in de overgang heeft echter puberende kinderen in huis. Er zijn er ook heel wat wier kinderen juist het huis aan het verlaten zijn of al hebben verlaten. Evenmin heeft elke moeder met opgroeiende kinderen last van het lege-nest-syndroom, maar het kan wel degelijk een rol spelen bij hoe je jezelf in deze periode ervaart. Ongeacht of ze altijd hebben gewerkt of niet ontlenen vrouwen toch vaak veel voldoening aan het feit dat ze moeder zijn. Er is veel energie in gaan zitten, veel tijd, en het is al met al een belangrijk deel van je identiteit. Je bent dochter van, partner van en ook moeder van... Nog even los van of het moederschap nu vooral een bron van frustratie of van blijdschap was, of een combinatie van deze twee, het was en is in ieder geval een groot deel van je leven. Gelukkig is daar nog je man, indien althans aanwezig, om dit gat prettig op te vullen. Want als jullie voornaamste taak niet meer is samen ouders te zijn, dan kunnen jullie misschien iets anders gaan doen om de vrijgekomen tijd samen op te vullen. In principe wel natuurlijk. Je ziet niet voor niets steeds meer middelbare paren fietsend door het land trekken. Maar er zijn ook heel veel mannen die helemaal niet zitten te wachten op meer activiteiten met vrouwlief. Die willen gewoon voetbal kijken of in de tuin werken. Nu zijn er vrouwen die gaan lopen trekken en sjorren aan zo'n man om hem ervan te overtuigen dat het heel goed is om bijvoorbeeld je culturele bagage eens wat aan te vullen, zoals door een schouwburgabonnement te nemen. Dat gaat over het algemeen twee seizoenen goed. Dan is inmiddels wel duidelijk dat het voor het huwelijk veel beter is als man inderdaad lekker op de bank blijft zitten en vrouw met een vriendin naar het Nederlands Danstheater gaat. Toegegeven: dit is een beetje erg kort door de bocht, maar de ervaring leert dat dit (in allerlei mogelijke variaties) toch redelijk vaak voorkomt. De boodschap is daarom: als er een gat valt door het vertrek van de kinderen, is het verstandig om in eerste instantie zelf te bekijken wat je gaat doen. Richt je niet automatisch op je man. Als je allebei apart een leven hebt, heb je elkaar ook nog eens iets te vertellen.

Vrouwen zonder kinderen kunnen deze periode op een andere manier als lastig ervaren. Sommigen zijn misschien ongewild, anderen bewust kinderloos. De overgang is echter hoe dan ook het eind van je vruchtbare jaren. Als je altijd kinderen had gewild maar het is niet gelukt, dan is het nu duidelijk dat het er hoogstwaarschijnlijk nooit meer van zal komen. Dat besef kan erg pijn doen. En vrouwen die nooit kinderen gewild hebben, krijgen soms alsnog twijfels: 'Heb ik er wel goed aan gedaan? Het is nu te laat om me nog te bedenken.' Hoe dan ook, zonder kinderen, met kinderen, puberend of al uitgevlogen: de overgang betekent dat er een ander evenwicht gevonden moet worden: en dat *kan* lastig zijn.

Een derde psychosociale factor, naast werk en kinderen, is in het eerste hoofdstuk al even genoemd: de zorg voor je ouders. Naarmate je zelf ouder wordt, worden je ouders over het algemeen steeds hulpbehoevender. In Nederland (en ook in de meeste andere landen) is het nog steeds gewoon dat vooral de dochters steeds meer taken in de verzorging van hun bejaarde vader en moeder op zich nemen. Helaas moet dat in dezelfde tijd gebeuren als ook het werk, de kinderen, het huishouden en de man 'gedaan' moeten worden. De werkzaamheden nemen toe, maar de dag wordt niet langer. Gevolg: chronisch tijdgebrek en een chronisch schuldgevoel omdat veel vrouwen voor hun gevoel na verloop van tijd op alle fronten tekort schieten. Het lukt natuurlijk op een gegeven moment niet meer om alles zo te doen als je vindt dat het zou moeten.
Veel vrouwen zijn namelijk ook nog behept met de neiging te streven naar perfectie. Dat gaat op den duur vreselijk wringen. Burn-outs komen in deze leeftijdscategorie relatief veel voor.

> Ik dacht: 'als ik nou van de week gewoon niet meer naar de Zonneheuvel ga.' Maar iets zei me dat ik volgende week dan helemaal niet meer zou gaan. Ik

moest de ijzeren regelmaat erin zien te houden, met mijn verstand op nul. Zodra ik me veroorloofde te denken dat ik hierin iets te kiezen had, was het een verloren zaak. En als je je gezicht niet meer liet zien en je waardering niet meer uitsprak, kwam dat de verzorging vast niet ten goede. Dan rammelden ze je moeder misschien wel af als zij met haar poep had zitten spelen.'
(Dorrestein, 2007)

Vroeger waren de gezinnen groot en woonden de gezinsleden vaak niet heel ver bij elkaar vandaan. Als ouders hulpbehoevend werden, waren er vaak meerdere kinderen (meestal dochters) over wie de zorgtaken verdeeld konden worden. Gezinnen zijn echter kleiner geworden en familieleden wonen vaak niet meer hun hele leven in hetzelfde dorp of in dezelfde stad. Ze zwermen uit: voorheen binnen Nederland maar tegenwoordig zelfs ook naar andere landen. Vaak is dan degene die het dichtst bij de ouders woont degene op wie als vanzelfsprekend de zorg voor de ouder of ouders terechtkomt. Hoewel die zorg vaak in eerste instantie met veel liefde wordt gegeven, wordt het in de loop van de tijd een belastende situatie. Niet alleen worden de ouders steeds meer afhankelijk van hulp, ook het aantal jaren dat er hulp wordt verstrekt gaat steeds zwaarder tellen. En daar bovenop wordt ook de 'mantelzorger' zelf er niet jonger op.

Het was aanvankelijk helemaal geen probleem om af en toe wat boodschappen voor mijn vader te doen. Het is een aardige man en hij was altijd blij als ik kwam. In de loop van de jaren is het aantal taken echter wel duidelijk toegenomen: omdat hij slecht ter been wordt, doe ik nu al zijn boodschappen. Daarnaast doe ik de was voor hem en ga ik mee naar dokters- en ziekenhuisafspraken. Nogmaals: ik doe het graag maar het gaat wel steeds meer moeite kosten om het met mijn andere werkzaamheden en verplichtingen te combineren. Mijn enige broer woont te ver weg en heeft zelf een ziekelijke vrouw, dus aan hem kan ik niks vragen. En verder is er niemand. Ik kan mijn vader niet aan zijn lot overlaten. Maar als dit nog tien jaar zo doorgaat, dan kun je mij langzamerhand ook wegbrengen.

De man uit dit citaat zou gebaat kunnen zijn bij professionele hulp. Er zijn echter ouders die helemaal niet blij zijn met hulp van buitenaf. Die willen helemaal niet weten dat ze achteruitgaan. Of ze missen langzamerhand het vermogen om goed in te schatten hoe de vlag erbij hangt. In dat geval moeten kinderen het heft in eigen handen nemen en strenger tegen hun ouders optreden dan ze eigenlijk zouden willen, om te voorkomen dat ze zelf opgebrand raken.
Als je ouders van mening zijn dat ze helemaal geen hulp van buitenaf nodig hebben en dat zij (lees: jij) het best alleen afkunnen, dan ben je wel gedwongen om in te grijpen om te voorkomen dat je op termijn helemaal niets meer voor ze kunt betekenen. De grootste valkuil van veel vrouwen (en ook van mannen) is dat ze het te zielig vinden om duidelijk te vertellen hoe de zaken ervoor staan en – nog belangrijker – zich daar dan ook naar te gedragen. Als je aan je ouders duidelijk maakt dat het je niet meer lukt om elke week twee keer te komen schoonmaken, dan moet je ook daadwerkelijk een werkster inhuren en als je langskomt heel stevig op je stoel blijven zitten. Als je je laat verleiden om toch weer even een raampje te lappen omdat de werkster wat strepen heeft laten zitten, dan is binnen de kortste keren de werkster ontslagen en is de situatie weer als vanouds.

Tot slot nog een aantal factoren die kunnen bijdragen aan een gevoel van welbevinden ook al zit je in de overgang. Factoren waar je deels zelf invloed op hebt. Je hebt het minst last van overgangsklachten als je: hoog opgeleid bent, goed gezond, weinig stress ervaart, niet rookt en regelmatig sport. Nu wordt het lastig om op je vijftigste alsnog je doktersgraad te halen en een chronisch zieke man laat zich ook niet gemakkelijk wegpoetsen als permanente stressfactor, maar op je gezondheid heb je deels invloed en op het roken en sporten natuurlijk helemaal. Dit laatste onderwerp sluit bovendien aan bij een waarschuwing die in een aantal onderzoeken terug te vinden is. De stress en de depressieve klachten die gepaard kunnen gaan met de overgang zijn een serieus gezondheidsrisico en aanbevolen wordt om hier tijdig tegen in het geweer te komen. Vooral om erger te voorkomen. Een gezonde levensstijl – sporten en in de buitenlucht verblijven – leveren hieraan een belangrijke bijdrage (zie hoofdstuk 5).

2.6 Samenvatting

Niet elke vrouw die in de overgang komt, heeft er 'last' van. Al komt natuurlijk wel iedere vrouw op een geven moment in de menopauze, dat wil zeggen: houdt iedere vrouw vroeg of laat op te menstrueren. Naarmate de eierstokken ouder worden, produceren ze minder oestrogeen en progesteron. Het lichaam gaat hierdoor zoeken naar een nieuw evenwicht. De hormonale schommelingen kunnen leiden tot lichamelijke klachten en deze kunnen op hun beurt leiden tot psychische klachten. Hoe meer opvliegers en slaapproblemen vrouwen hebben, hoe meer psychische klachten. Culturele en psychosociale factoren bepalen daarnaast hoe het proces van de overgang (en dus ook van het ouder worden) wordt beleefd: heb je werk, een partner, kinderen, hulpbehoevende ouders, leef je in China of in Nederland. Al deze omstandigheden hebben (mede) invloed op het feit of je last hebt van overgangsklachten en zo ja, in welke mate.

HOOFDSTUK 3
Wat staat me te wachten?

3.1 Inleiding

De overgang heeft in tegenstelling tot sommige andere lichamelijke 'kwalen' een gunstig verloop. Het houdt uiteindelijk een keer op. Tot die tijd is het een kwestie van proberen er zo min mogelijk last van te hebben. Hoe je dit kunt doen is beschreven in hoofdstuk 5.

3.2 Het verloop van de overgang

Het verloop van de klachten is lastig in algemene termen te beschrijven. Evenals vrouwen op heel verschillende manieren hun menstruatie of zwangerschap en bevalling kunnen ervaren, zo is ook de overgang bij iedereen weer anders. Er zijn vrouwen die bijvoorbeeld veel last hebben van hun menstruatie: vóór de menstruatie zijn ze erg prikkelbaar en hebben ze last van opgezwollen en pijnlijke borsten, tijdens de menstruatie buikpijn en aan het eind van de ongesteldheid krijgen ze ook nog hoofdpijn. Bij zwangerschap zie je dezelfde verschillen. Er zijn vrouwen die er hun hand niet voor omdraaien en van begin tot eind genieten. Er zijn echter ook vrouwen die van eisprong tot bevalling misselijk op de bank hangen en twee dagen weeën hebben voor er alsnog de tang aan te pas moet komen om het kindje geboren te laten worden. Tussen deze uitersten zijn allerlei variaties mogelijk. Bij de overgang geldt precies hetzelfde. Bij het merendeel van de vrouwen beginnen de klachten zo'n drie tot vijf jaar voordat de laatste menstruatie optreedt, maar sommige vrouwen, naar schatting zo'n 20 tot 25%, hebben er helemaal geen last van. De menstruatie stopt ineens en dat was het dan. Aan het andere eind van het continuüm zitten vrouwen die tien jaar lang enorme opvliegers hebben, een humeur om op te schieten, twintig keer per dag naar de wc moeten en nooit meer zin hebben in vrijen. De meeste vrouwen zitten hier ergens tussenin. Meestal hebben ze in ieder geval enkele van de symptomen die in de voorgaande hoofdstukken genoemd zijn, in meer of mindere mate. Het is afhankelijk van de ernst en de duur van de klachten, en vooral van de hinder die je ervan hebt, of je besluit om in te grijpen in het natuurlijk beloop van de klachten.

3.2.1 Verwijdering van de eierstokken

Je belandt heel abrupt in de overgang als je eierstokken operatief verwijderd zijn. Dat gebeurt trouwens ook als je eierstokken (al dan niet tijdelijk) 'uitgeschakeld' worden door bestraling of door chemotherapie. Ook tamoxifen, een middel dat soms langdurig bij borstkanker wordt gegeven, schakelt de eierstokken uit. Gynaecologen waarschuwen vrouwen vaak dat de klachten in deze gevallen heel hevig kunnen zijn, maar er zijn ook onderzoeken waaruit blijkt dat vrouwen die kunstmatig in de overgang zijn gekomen juist minder last van overgangsklachten hebben, dus ook van opvliegers. Als je eierstokken op jonge leeftijd verwijderd of uitgeschakeld worden, schrijven gynaecologen vaak wel een paar jaar lang hormonen voor. De duur en het patroon van de overgangsklachten zijn bij een kunstmatige overgang overigens net zo onvoorspelbaar als bij vrouwen die spontaan in de overgang zijn gekomen.

3.2.2 Sterilisatie

Bij sterilisatie worden de eileiders ondoorgankelijk gemaakt, zodat eitjes niet meer in de baarmoeder terecht kunnen komen. Dat heeft geen gevolgen voor de eierstokken en dus ook niet voor de overgang. Er is geen relatie tussen gesteriliseerd zijn en het moment waarop de overgang begint. Ook overgangsklachten hebben niets te maken met al dan niet gesteriliseerd zijn.

3.2.3 Opvliegers en molligheid

Omdat oestrogenen in vetweefsel worden opgeslagen, nam men altijd aan dat vrouwen met meer vet minder last zouden hebben van opvliegers. Een paar jaar geleden is daar voor het eerst goed onderzoek naar gedaan. Uit dat onderzoek blijkt juist dat dikkere vrouwen meer opvliegers hebben dan vrouwen die wat magerder zijn. De relatie tussen hoeveelheid vet en aantal opvliegers ligt dus precies andersom. Dat betekent dat het optreden van opvliegers niet alleen te maken heeft met een tekort aan oestrogenen. Er zijn aanwijzingen dat de opvliegers vooral te maken hebben met ontregeling van het warmteregulatiemechanisme in de hypothalamus (zie hoofdstuk 2). De ontregeling die optreedt tijdens de overgang is nog niet goed in kaart gebracht. Het is een ingewikkeld proces waar veel stoffen en processen bij betrokken zijn.

Er zijn aanwijzingen dat die ontregeling juist bij mensen met meer vet sterker is, hetgeen kan verklaren waarom dikkere vrouwen juist meer opvliegers hebben. Ze hebben dus geen of onvoldoende profijt van het oestrogeen dat opgeslagen zit in het vet.

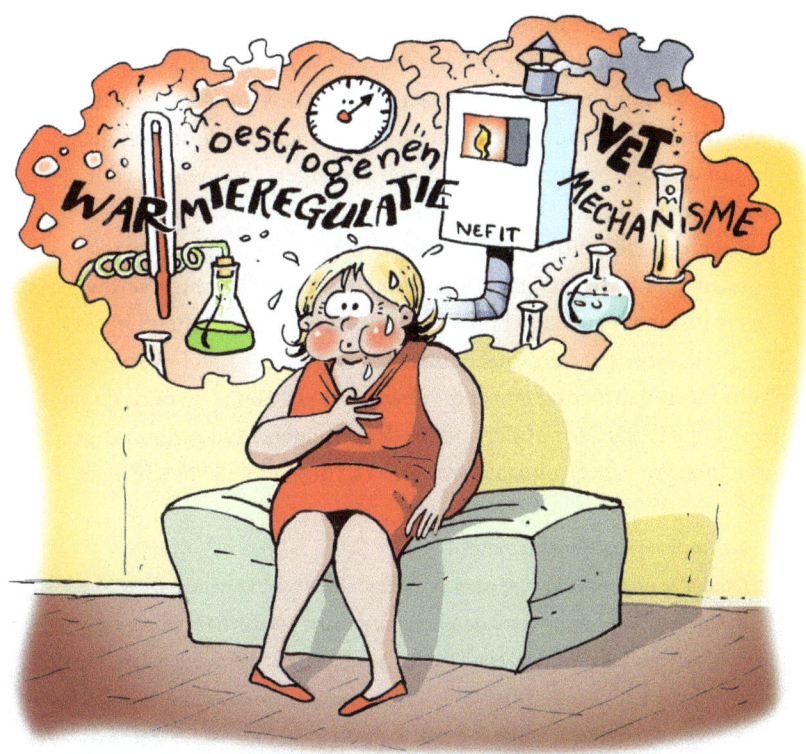

3.3 Verloop zonder behandeling

Onbehandeld kun je over het beloop van de overgang dus niet veel méér zeggen dan dat het bij iedereen anders is en dat de klachten (indien aanwezig) vaak aan het begin van de overgang het hevigst zijn en in de loop van de tijd afnemen. De klachten kunnen bovendien variëren met de tijd. Ze beginnen meestal een paar jaar voor de menopauze en gaan vaak nog enkele jaren door. Het moment van de menopauze zelf maakt niet zoveel uit voor de klachten. Het is niet zo dat de klachten meer of juist minder worden als de menstruatie definitief is gestopt. Ook dat valt dus niet te voorspellen. Wel is het zo dat de mate waarin je er last van hebt ook vaak samenhangt met hoe het je verder vergaat. Stemmingsklachten kunnen in het begin op de voorgrond staan, terwijl opvliegers later vooral voor problemen zorgen. Over het algemeen kun je stellen dat de overgangsklachten enkele jaren (twee à drie) aanhouden, met uitschieters naar tien jaar. Men neemt aan dat de klachten verdwijnen als je lichaam een stabiel nieuw hormonaal evenwicht heeft gevonden. Maar het precieze mechanisme is nog steeds niet bekend. Het verouderingsproces gaat echter gewoon door. Het is de periode van onbalans (waardoor onder andere de opvliegers en de stemmingsklachten vooral veroorzaakt worden) die uiteindelijk voorbij gaat.

> Waarom wordt een mens zuur?
> Omdat ze nog maar kortgeleden een schoonheid was. Iemand naar wie op straat vanzelfsprekend werd omgekeken, iemand die van haar entree een magisch moment maakte. Haar leeftijd heeft haar dat effect ontstolen. Terwijl ze rouwt bij de gedachte dat niemand nog weet hoe mooi ze is geweest, moet ze vechten om aandacht. Haar wraak is chagrijn.
> (Joyce Roodnat, 2007)

3.4 Verloop met behandeling

Als je (te) veel last hebt van overgangsklachten, zoals de vrouw in het citaat van Joyce Roodnat, kun je proberen de klachten te verminderen. In hoofdstuk 5 kun je lezen welke mogelijkheden er zoal zijn om de klachten te beïnvloeden. Het is goed je te realiseren dat je wel je klachten kunt verminderen, maar dat het onderliggende proces gewoon doorgaat. Er zijn geen middelen waarmee je de duur van de overgang kunt verkorten zoals je met een antibioticum de duur van een longontsteking kunt verminderen. Alle middelen die op de markt zijn, zijn dus 'symptoombestrijders'. Zolang je ze gebruikt doen ze hun werk, maar zodra je stopt kunnen je klachten terugkeren als je overgangsproces nog niet afgelopen is.

3.4.1 Anticonceptiepil

Vrouwen die de anticonceptiepil door blijven slikken, merken daardoor meestal niet of ze wel of niet in de overgang zijn gekomen. Als je besluit om te stoppen met de pil, dan blijkt vanzelf wel of je wel of niet in de overgang bent en of je nog menstrueert. Slik je de pil lang door, dan kan dat inderdaad betekenen dat je dat langer doet dan noodzakelijk is.

Het tijdstip waarop je stopt met de pil, heeft geen gevolgen voor het tijdstip waarop de menopauze optreedt. Ook de anticonceptiepil kun je als een soort symptoombestrijder zien. Zolang je de pil slikt heb je weinig of geen last, maar als je stopt kun je overgangsklachten krijgen. Als de anticonceptiepil je goed bevalt kun je ook overwegen om die door te slikken. Het gebruik van de pil geeft echter wel een iets verhoogd risico op trombose en op borstkanker (zie hoofdstuk 5).

> Vanaf het moment dat ik voor het eerst ongesteld werd, heb ik heel erg veel last gehad van mijn menstruaties. Behalve dat ze vaak onregelmatig kwamen, had ik er ook veel andere klachten bij. Ik had enorme buikpijn, viel de eerste paar dagen regelmatig flauw en had veel last van bloedverlies waardoor ik regelmatig bloedarmoede had. De keus voor de anticonceptiepil was dan ook snel gemaakt. In de jaren erna heb ik twee gezonde kinderen gekregen en toen ik 45 was, heeft mijn man zich laten steriliseren. Toen ben ik gestopt met de pil. Ik ervoer dat als een grote opluchting. Ik vond het heel fijn na dertig jaar pillen slikken even helemaal niets meer te hoeven innemen. Bovendien dacht ik dat mijn menstruatieklachten na al die jaren ook wel verminderd zouden zijn of misschien was mijn menstruatie al wel helemaal over. Helaas: ik werd na een maand of twee weer gewoon

ongesteld en de klachten waren nog net zo hevig en even lastig als vroeger. Omdat ik geen zin had om weer drie dagen per maand helemaal uitgeschakeld te zijn, heb ik ervoor gekozen om maar weer met de pil te beginnen. Mijn humeur verbeterde direct en ik werd weer op de klok ongesteld zonder flauwvallerij en buikpijn. Mijn man had aanvankelijk wel een beetje de balen. Hij had het gevoel dat hij helemaal voor niks een vrij onprettige ingreep had ondergaan.

3.5 Samenvatting

De periode van de overgang kan een aantal jaren duren. Driekwart van de vrouwen heeft een of meer overgangsklachten die meestal enkele jaren voor de laatste menstruatie beginnen. Het verloop is erg variabel, en ook de klachten en de mate waarin je er last van hebt, kunnen heel verschillend zijn. Hoewel er middelen zijn om de klachten te verminderen, bekorten die de duur van de overgang niet. Ze verminderen de klachten alleen zolang je ze gebruikt. De klachten kunnen weer terugkomen op het moment dat je ermee stopt. Kortom: onbehandeld kun je over het verloop van de overgang niet veel méér zeggen dan dat het bij iedereen anders is en dat de klachten (indien aanwezig) vaak aan het begin van de overgang het hevigst zijn en in de loop van de tijd afnemen.

HOOFDSTUK 4
Wat betekent de overgang voor mijn omgeving?

4.1 Inleiding

Zoals in de vorige hoofdstukken duidelijk is geworden, kún je als vrouw last hebben van overgangsklachten. Heb je het geluk dat dit bij jou niet of nauwelijks het geval is, dan zal ook je omgeving er nauwelijks iets van merken. Heb je er wel (in meer of mindere mate) last van, dan zal ook je omgeving waarschijnlijk mee kunnen genieten van deze nieuwe fase in je leven. Hoevéél ze met je meelijden of meeleven zal weer afhangen van de manier waarop je met je klachten omgaat.

4.2 Privé

4.2.1 Opvliegers/nachtelijk zweten

Het meest in het oog springend zijn natuurlijk de opvliegers. Niet alleen letterlijk (want het kan aardig opvallen als je ineens met een knalrood hoofd aan tafel zit) maar ook vanwege het klimaatbeheersingsaspect. Het is erg lastig de aandrang te weerstaan om de thermostaat op 10 graden te zetten als het zweet tappelings van je rug loopt. Er wordt wel aanbevolen om laagjes te dragen in plaats van één kledingstuk, omdat je dan nog eens iets kunt uittrekken

zonder jezelf direct helemaal bloot te geven. Maar bij hevige zweetaanvallen wil je niet alleen álles uittrekken maar ook de kachel op nul zetten en de ramen wijd open gooien. Dit zullen eventueel aanwezige gezinsleden of vrienden wellicht niet altijd op prijs stellen.
Wat te doen? Een optie is om een elegante waaier aan te schaffen en daar zo onopvallend mogelijk jezelf wat koelte mee toe te wapperen totdat de ergste hitte is weggetrokken. Of jezelf even terugtrekken in de badkamer, polsen onder de koude kraan houden en je gezicht met koud water afdeppen. Instrueer vooral ook je partner om niet iedere keer als hij ziet dat je het heet krijgt er, aardig bedoeld, maar volstrekt overbodig aandacht aan te schenken. 'Heb je weer een opvlieger schat?' Het is prettiger om onopvallend je 'koelte' weer te hervinden dan dat je ongemak steeds in de spotlights wordt gezet.

De nachtelijke zweetaanvallen kunnen vervelend zijn voor je partner. Ook voor hem (of haar) is het lastig om rustig te blijven slapen naast iemand die de hele nacht met het dekbed in de weer is. Er zijn stellen die in deze periode besluiten om een lits-jumeaux aan te schaffen met twee eenpersoonsdekbedden. Dan kun je draaien en woelen zoveel je wilt, zonder de slaap van de ander al te erg te verstoren. Heb je de pech dat je zo extreem transpireert dat je je pyjama en/of lakens midden in de nacht moet verschonen? Zorg dan dat er van tevoren een schoon T-shirt of pyjama klaar ligt en probeer op een handdoek of los onderlaken te slapen zodat je heel gemakkelijk de boel kunt verwisselen. Hoe minder je hoeft te doen midden in de nacht, hoe minder jouw slaap en die van je partner verstoord wordt. Let ook bij de aanschaf van beddengoed op het materiaal. Katoen laat transpiratievocht door. Synthetische stoffen maken dat je veel sneller nat wordt en blijft. Een donzen dekbed of een wollen deken met een katoenen laken laten meer transpiratievocht door dan een synthetisch dekbed. Ditzelfde geldt uiteraard voor kleding. Een nauw aansluitend coltruitje van een synthetische stof zit echt niet lekker als je regelmatig enorm zweet. En je omgeving zal daar evenmin blij mee zijn.

> Het zweten was voor mij een nieuw fenomeen. Sporten, vakanties in warme landen, sauna: geen druppel transpiratievocht te bekennen. Tot ik in de overgang kwam. Ineens zei mijn vriend: 'Vind je het leuk om eens een geurtje uit te zoeken?' Hier werd ik uiteraard heel achterdochtig van en na enig aandringen bleek mijn wantrouwen terecht. Voor het eerst sinds hij mij kende rook hij af en toe een zweetlucht. Nu gebruik ik deodorant en zelfs een parfum. Om toch ergens mijn ongenoegen op te kunnen botvieren heb ik wel een heel dure uitgezocht.

4.2.2 Wisselende stemmingen/slecht humeur

Een andere klacht waar de omgeving last van kan hebben, zijn je wisselende stemmingen. Ook dat is iets waar de ene vrouw veel meer last van heeft dan de andere. Van de goede buien heeft de familie natuurlijk geen last. Wel van de slechte momenten en ook van de onverwachte wisselingen. Met name voor kinderen is het heel ingewikkeld om te begrijpen waarom je het ene moment nog gewoon tegen een grapje kunt terwijl je vlak daarna over een soortgelijke opmerking in razernij ontsteekt. Zeker als je kinderen in de puberteit zitten en hun wereld uitsluitend om henzelf draait, is begrip hiervoor te veel gevraagd. Knallende ruzie kan het gevolg zijn. Het helpt als je openheid van zaken geeft. Vertel je kinderen en uiteraard je partner (als je die hebt) dat je soms last hebt van je humeur en dat je zult proberen om er zelf ook op te letten. Probeer zelf een tijdje bij te houden op welke momenten je er vooral last van hebt. Zit er een patroon in? Is dit het geval, dan is het gemakkelijker om er rekening mee te houden. Vertel je huisgenoten ook wat je op dat moment het liefste wilt. Wil je met rust gelaten worden? Moeten ze een kopje thee voor je inschenken? Je even over de bol aaien? Openheid van zaken en duidelijkheid kunnen veel lastige situaties voorkomen. En is het toch uit de hand gelopen, dan moet je uiteraard je excuses aanbieden. Op die manier geef je meteen het goede voorbeeld aan je kinderen. Het is immers helemaal niet zo erg dat je eens geheel onterecht uitvalt – als je het daarna maar weer goedmaakt. Voor de gezinsleden is het belangrijk om in deze periode (die helaas met wat pech wel heel lang kan duren) een beetje rekening met moeder/vrouw/vriendin/huisgenoot te houden. Wat overigens niet betekent dat ze alles maar moeten pikken. Ook zij hebben hun grenzen. En ook hierover dient duidelijkheid gegeven te worden.

> Ik was al mijn hele leven tussen vijf uur 's middags en zeven uur 's avonds niet op mijn best. Bij voorkeur ging ik dan slapen. Toen ik kinderen kreeg, ging dit natuurlijk niet meer. Dat was juist de 'kinderspits'. De boel moest eten, in bad en naar bed. Heel jammer dat je het meeste moest doen op het dieptepunt van je dag. Toen de kinderen groter werden, werd het gemakkelijker.
> Wijntje en sigaretje, zo kwam ik de beruchte twee uur ook wel door. Toen ik in de overgang kwam, merkte ik echter dat ik juist door dat wijntje wel erg kortaangebonden werd als iemand iets deed of zei wat mij niet zinde. Ik heb nu mijn kinderen gevraagd om mij onder het eten koken maar een beetje met rust te laten, ik drink spa en aan tafel houd ik me een beetje gedeisd. Als ik merk dat ik me opwind, neem ik me voor mijn reactie uit te stellen tot na het eten. Dan kijk ik of ik het nog steeds de moeite waard vind om er iets over te zeggen. Vaak is dat niet het geval. En in de andere gevallen kan ik het achteraf veel rustiger zeggen dan ik het onder het eten gedaan zou hebben. Ik moet dus erg opletten en mezelf goed onder controle houden, maar het eten verloopt hierdoor een stuk harmonieuzer.

4.2.3 Minder zin in seks/pijn bij het vrijen

Hoewel er vrouwen zijn die in de overgang juist meer zin in vrijen krijgen, komt het vaker voor dat een vrouw minder zin in vrijen krijgt. Vrouwen vinden dat zelf niet altijd even leuk. Het is toch iets unieks wat je met je partner deelt en het is jammer als dat langzamerhand naar de achtergrond verdwijnt of lastiger wordt te realiseren. Voor de partner is het uiteraard ook niet fijn. Een van de meest voorkomende seksuele problemen tussen mannen en vrouwen, van elke leeftijd, is al dat mannen vaker zin hebben om te vrijen dan vrouwen. Als vrouwen in de overgang raken kan dit verschil in libido nog verder oplopen. Nu zijn er natuurlijk mannen die zich moeiteloos bij deze veranderingen neerleggen. Maar over het algemeen ervaren zij het toch als een groot gemis. Een gemis waar heel wisselend op wordt gereageerd. Het is voor 'de partners van' belangrijk zich te realiseren dat druk uitoefenen in ieder geval averechts werkt. Mannen die gaan klagen of boos worden ('het is nu al drie weken geleden, dat is toch niet normaal!') bereiken over het algemeen het tegenovergestelde van wat ze willen. Als je alleen maar zin probeert te maken omdat je man anders chagrijnig gaat lopen doen, zal het effect meestal niet geweldig zijn. Het is uiteraard wel heel voorstelbaar dat de frustraties vaak hoog oplopen maar het is juist in dit zo intieme deel van de relatie heel belangrijk om de frustratie opzij te zetten. Het is voor mannen veel effectiever om te proberen hun vrouw te verwennen en te fêteren. Als ze haar op zaterdagavond meenemen naar een restaurant en erg lief en belangstellend voor haar zijn, dan zal ze evengoed wel begrijpen wat de bedoeling is. Omdat de vorm waarin het verzoek verpakt wordt echter zo aardig is, is de kans op succes groter dan wanneer het gepaard gaat met klaagzangen. Dat wil niet zeggen dat mannen het er nooit over kunnen hebben. Als het een probleem vormt, dan is het zeker belangrijk om erover te praten. Maar dan bij voorkeur op een neutraal moment. Overdag, als het probleem totaal niet aan de orde is en als de sfeer goed is. 's Avonds in bed zijn dit soort gesprekken niet zo handig. Met deze conversaties worden vele toekomstige vrijpartijen als het ware al bij voorbaat 'besmet'.

Voor vrouwen geldt echter dat ze zelf ook af en toe actief kunnen proberen zin te maken. Als je alleen maar afwacht tot je spontaan je partner weer eens lekker beet wilt pakken, dan kan dat heel lang duren. Je kunt proberen om jezelf in de stemming te brengen. Ga lekker lang in bad, verzorg jezelf goed met lekkere luchtjes en mooie kleding en probeer het gezellig te maken. Doe de tv uit, ga naar boven en geef actief aandacht aan elkaar in een ontspannen sfeer. Als je jezelf tot doel stelt om te vrijen leg je de lat meteen al hoog. Je kunt zin in iets niet forceren. Je kunt wel streven naar ontspanning en dan kijken wat er misschien nog meer gebeurt. Als je jezelf alleen maar tot doel stelt om een prettige tijd met elkaar door te brengen dan creëer je meer mogelijkheden dan wanneer je jezelf voorneemt 'dat het er vanavond maar weer eens van moet komen'. Probeer het eerst eens gezellig te krijgen en intiem te worden.
Dan zie je achteraf wel of het vrijen er ook nog van gekomen is.

Een andere mogelijkheid is om het vrijen in een andere vorm te gieten. Vrouwen zijn vaak al iets minder gericht op gemeenschap dan mannen. Als er bij het vrijen dan ook nog klachten komen als droogheid en pijn, kan gemeenschap hebben een stuk onaantrekkelijker worden. Er is niets op tegen om manieren van vrijen uit te proberen waarbij de overgangsklachten minder een rol spelen. Experimenteren dus.

> Mijn man heeft mij een tijdje geleden een soort massagehandschoen cadeau gedaan. Een grote fles olie erbij en insmeren maar. We doen dit over en weer

bij elkaar over ons hele lijf. De verwarming op hoog, kaarsjes aan en dan wordt het heel gezellig. Het komt echt niet altijd tot vrijen maar dat hoeft ook niet. We hebben aandacht voor elkaar en voor ons lijf. En dat is op zich al heel prettig. Na zo'n massageavond heb ik vaak net zo'n gevoel van verbondenheid met hem als na het vrijen. Ik moet eerlijk toegeven dat mijn man vrijen prettiger vindt, maar het masseren staat nu toch wel op een goede tweede plaats.

Voor de droogte van de vagina (en de pijn die dat veroorzaakt tijdens het vrijen) zijn goede middelen beschikbaar bij de drogist. Dit zijn de zogenaamde 'glijmiddelen' zoals Sensilube. Een glijmiddel is te gebruiken op het moment dat je het nodig hebt op de plaats waar je het nodig hebt. Je hoeft dus niet een uur van tevoren al te weten wat er gaat gebeuren en je voorbereidingen te treffen.

4.3 Sociale activiteiten

Zoals je wisselende stemming invloed heeft op de mensen met wie je samenwoont, zo heeft het ook effect op de mensen met wie je regelmatig optrekt. Nu is het over het algemeen wel gemakkelijker om bij mensen die je incidenteel ziet jezelf wat in te houden dan bij mensen die je 's ochtends tijdens je ochtendhumeur tegen het lijf loopt. Toch kan het ook gebeuren dat je bij een vriendin soms ineens wat minder geduld op kunt brengen voor iets waar je normaal gesproken je schouders over ophaalt. Ook hier geldt: mocht je onverhoopt uit je slof schieten, bied achteraf je excuus aan. Mocht ze nog niet in de overgang zijn, dan weet ze in ieder geval wat haar in de toekomst ook te wachten staat. Is ze zelf ook al in die fase van haar leven beland, dan is het voor haar juist een prettig idee te weten dat haar vriendinnen met dezelfde kwalen kampen. Heeft ze de overgang al achter de rug dan zal ze helemaal begrijpen dat 'het groene monster' je soms ineens kan overvallen.

De meest gehoorde klacht van vrouwen in de overgang wat sociale activiteiten betreft is echter dat ze minder aankunnen dan vroeger. Was vroeger drie of vier keer in de week iets gezelligs afspreken heel gewoon en zelfs fijn, nu is twee keer vaak het hoogst haalbare. Je hebt meer tijd nodig om te herstellen van de vermoeienissen van de dag en soms is daar de hele avond voor nodig in plaats van een half uurtje na het eten. Hoe gezellig een etentje of een avondje kroegbezoek ook kunnen zijn, het kost wel allemaal energie. En dat is nu net iets wat niet meer in overvloed aanwezig is. Dit is overigens een klacht waarvan met hetzelfde recht gezegd kan worden dat het bij het ouder worden hoort. Dat is ook zo, ook mannen gaan steeds minder marathons lopen naarmate de jaren voortschrijden. Bij vrouwen speelt de wisselende hormoonhuishouding echter een extra rol bij de afname van het energieniveau.
Extra aandacht gaat tot slot van deze paragraaf naar sporten.
Bij sommige vrouwen gaan opvliegers gepaard met hartkloppingen. Als je de pech hebt dat dit je overvalt als je midden in het buikspierkwartier van de sportschool zit, denk dan niet dat je het allemaal aan moet kunnen omdat je dat voorheen ook altijd kon. Even rustig aan doen tot de zaak weer enigszins onder controle is, voelt prettiger. Voor zover bekend kan het geen kwaad, maar een hartslag die om twee redenen versneld raakt, is geen aangename gewaarwording.

4.4 Werk

4.4.1 Vermoeidheid/slecht slapen

In principe hoeven overgangsklachten weinig gevolgen te hebben voor je werk. Je bent immers niet ziek, je hoeft niet elke keer naar de dokter en je bent niet maanden uit het arbeidsproces. De enige kwaal die samenhangt met de overgang en waar je in je werk direct last van kunt hebben (behalve de reeds beschreven opvliegers) is de vermoeidheid. Zeker na een nacht, of na meerdere nachten, slecht slapen zul je niet om negen uur fris en uitgerust aan de vergadertafel plaats nemen. Hier valt helaas niet zo heel veel aan te doen. Het helpt als je van jezelf op deze dagen wat gas terug mag nemen. Pas je werktempo aan, ga, als dat mogelijk is, tussen de middag even een half uurtje buiten lopen, of ga iets eerder naar huis. En pak aan het eind van de dag en in de avond wat meer rust. Ga bijvoorbeeld na het eten een uurtje op bed een boek lezen. Maar zoek de oplossing niet in een uurtje slapen overdag of aan het begin van de avond, want dan is een volgende slapeloze nacht bijna gegarandeerd. Wat in ieder geval niet helpt is om al te zwaar te tillen aan het slaapprobleem. Dat maakt de nachten alleen maar meer beladen en de kans op een goede nachtrust kleiner.

Vermoeidheid is dus, zoals reeds opgemerkt, een symptoom dat bij de overgang hoort maar tevens bij het normale proces van het ouder worden. Een symptoom dat de keuzes die je maakt in je werk kan beïnvloeden. Heb je last van vermoeidheid dan is het niet zo vreemd dat je minder wilt gaan werken. Het is fijn dat dit bij een groot aantal bedrijven en instellingen ook kan. De adv- (of atv-)dagen worden door veel mensen erg op prijs gesteld.
Er zijn echter ook vrouwen van middelbare leeftijd die juist meer gaan werken. Die merken niet zozeer de vermoeidheid maar ervaren

de vrijheid van het niet meer thuis voor de kinderen te hoeven zorgen. Ofwel: het zijn vooral andere omstandigheden (bijvoorbeeld je leeftijd) dan het feit of je in de overgang zit, die bepalen hoe je je werk ervaart. De specifieke overgangsklachten spelen daarbij over het algemeen maar een marginale rol.

4.4.2 Uiterlijk zichtbare overgangsklachten

Overgangsklachten die voor de buitenwereld zichtbaar zijn, *kunnen* in bepaalde situaties op het werk wel lastig zijn.

> Ik deed een tijdlang veel intakes op een afdeling voor mensen met ernstige psychiatrische problematiek. Op een gegeven moment was ik in gesprek met een man van in de dertig die mij zojuist aan het vertellen was dat hij en zijn vrouw veel seksuele problemen hadden. De cliënt wilde elke dag wel een keer of drie vrijen maar zijn vrouw vond één keer per dag wel voldoende. Hij was net bezig aan een vrij gedetailleerde beschrijving van hoe hij masturbeerde op de momenten dat zijn vrouw even niet thuis gaf, toen ik de mij bekende warmte op voelde komen. Ik dacht nog: 'niet nu', maar opvliegers laten zich natuurlijk niet sturen. Met als gevolg dat ik de rest van het verhaal met een vuurrood hoofd en zweet op de lippen aan heb moeten horen. Ik heb maar geprobeerd heel cool te kijken, en zo de indruk te wekken dat deze verschijnselen niets met zijn verhaal te maken hadden.

In een situatie als in het bovenstaande citaat is het waarschijnlijk niet zo zinvol om uitleg te geven over wat er met je gebeurt. In andere situaties, bijvoorbeeld vergaderingen met collega's die je regelmatig in zweten zien uitbarsten, is het wel prettig als je gewoon kunt zeggen wat er aan de hand is. Het voordeel is dat je het maar één keer uit hoeft te leggen. Alle volgende keren zullen ze wel begrijpen waarom er even een raam open moet. Het aardige van deze openheid is dat je daarmee andere collega's die in hetzelfde schuitje zitten als het ware uitnodigt om ook af en toe eens wat van de overgangsperikelen te delen. Er wordt op werkplekken waar veel jonge mannen en vrouwen werken, vaak uitvoerig gesproken over het krijgen en hebben van kinderen. De overgang was en is natuurlijk geen spannend onderwerp. Het heeft nog steeds een lichte geur van tuttigheid om zich heen hangen. Toch is er wat dit betreft wel een kentering merkbaar. Met het feit dat er steeds meer ouderen bijkomen, en er ook speciale bladen en tv-programma's voor deze leeftijdsgroep verschijnen, wordt ook het praten over verschijnselen die samenhangen met het ouder worden een minder groot taboe. Het delen van ervaringen over doorwaakte nachten met huilbaby's is voor jonge moeders erg steunend. En zo is ook het praten met collega's die net als jij regelmatig door de overgangsklachten zo beroerd slapen dat er overdag nauwelijks een verstandig woord uitkomt, heel prettig.

4.5 Samenvatting

Overgangsklachten zijn soms merkbaar voor de omgeving, bijvoorbeeld opvliegers of ineens opkomende prikkelbaarheid. Dat gebeurt echter lang niet bij elke vrouw. Is dit wel het geval dan helpt het om daar zo open mogelijk over te zijn. Wat niet wil zeggen dat het verstandig is om het in elke situatie te berde te brengen.

De overgang kan daarnaast tot gevolg hebben dat vrouwen (een tijdlang) niet zoveel zin hebben om te vrijen. Zoeken naar andere manieren om toch intimiteit te beleven kan dan een oplossing zijn. Maar ook hulpmiddeltjes van de drogisterij kunnen soelaas bieden. In hun werk kunnen vrouwen zoveel last hebben van overgangsklachten en de combinatie van het voortschrijden van de jaren dat ze besluiten om minder te gaan werken. Maar er zijn zeker zo veel vrouwen die, om allerlei verschillende redenen, juist meer gaan werken. Van invloed op deze beslissingen zijn altijd persoonlijke levensomstandigheden en voorkeuren.

HOOFDSTUK 5

Welke behandelingen bestaan er en hoe kan ik zo goed mogelijk met mijn klachten leven?

5.1 Inleiding

Voor de overgang bestaat geen behandeling; het is een natuurlijk verouderingsproces. Er zijn wel mogelijkheden om overgangsklachten te behandelen. Voor alle medicamenteuze behandelingen geldt dat ze symptomatisch zijn. Ze onderdrukken de klachten zolang je de middelen gebruikt. Als je stopt met het middel, kunnen de klachten weer terugkomen. Soms blijven ze ook weg, dan is de overgang waarschijnlijk voorbij. In dit hoofdstuk bespreken we eerst de meest toegepaste medicamenteuze, algemene behandeling: hormonale substitutietherapie. Daarna gaan we in op de behandeling van specifieke overgangsklachten. Ten slotte bespreken we een aantal behandelingsmogelijkheden buiten het medische circuit.

5.2 Overgangsklachten algemeen

5.2.1 Hormonale substitutietherapie

Omdat tijdens de overgang de oestrogeenspiegel in het bloed daalt, lag het voor medici voor de hand om oestrogeen als aanvullend hormoonpreparaat voor te schrijven aan vrouwen die kampten met overgangsklachten. Oestrogeen beïnvloedt de elasticiteit van de huid en de dikte van het slijmvlies, vooral in de vagina, maar ook het spier- en steunweefsel van de bekkenbodem (zie hoofdstuk 2). Sinds de jaren veertig van de vorige eeuw wordt oestrogeen al voorgeschreven bij overgangsklachten. Aanvankelijk werd alleen oestrogeen gegeven, later werd dat gecombineerd met progesteron bij vrouwen die hun baarmoeder nog hadden. Als een vrouw alleen oestrogeen gebruikt, dan wordt het baarmoederslijmvlies gestimuleerd. Progesteron zorgt ervoor dat het baarmoederslijmvlies ook weer afgebroken wordt (de menstruatie). Stimulatie van dit slijmvlies zonder dat het afgestoten wordt, verhoogt de kans op kanker van het baarmoederslijmvlies en kan onregelmatig bloedverlies veroorzaken. Vrouwen bij wie de baarmoeder is weggehaald kunnen wel alleen oestrogeen gebruiken.

In de jaren tachtig en negentig werd hormonale substitutietherapie veel toegepast bij vrouwen in de overgang. Het werd zelfs gepropageerd omdat het zou beschermen tegen hart- en vaatziektes.
Naar dat laatste echter is in de laatste tien jaar grondig onderzoek gedaan. Uit dit onderzoek blijkt dat langdurige hormonale substitutietherapie het risico op hart- en vaatziektes waarschijnlijk juist iets verhoogt. Daarnaast neemt ook het risico op borstkanker licht toe. Dit heeft ertoe geleid dat hormonale substitutietherapie in principe niet langdurig meer wordt voorgeschreven. Oestrogeensubstitutie laat ook een gunstig effect zien op osteoporose (broze botten). Dat effect is alleen aanwezig als je oestrogeen gebruikt, zodra je stopt is het beschermende effect weg. Veel belangrijker bij de preventie van osteoporose zijn lichaamsbeweging en voldoende kalkinname (zuivelproducten, zoals kaas en melk).

5.2.2 Verschillende toedieningsvormen

Hormonale substitutietherapie kan gegeven worden in de vorm van pleisters, tabletten, neusspray, implantatietabletten onder de huid en vaginale zetpillen of crème. Aan alle toedieningsvormen zitten voor- en nadelen. Er zijn sterke aanwijzingen dat het risico op hart- en vaatziektes en borstkanker bij het gebruik van tabletten en pleisters groter is dan bij vrouwen die geen hormonen gebruiken. Van de andere toedieningsvormen, zoals vaginale zetpillen en vaginale crème, is dit niet goed bekend, maar waarschijnlijk is ook daarbij het risico verhoogd. Minder ernstige bijwerkingen zoals gevoelige borsten, misselijkheid en onregelmatig vaginaal bloedverlies kunnen bij alle toedieningsvormen optreden. Pleisters kunnen irritatie geven van de huid. Pleisters zijn wel handig, vooral voor vrouwen zonder baarmoeder: een à twee keer per week een pleister verwisselen is voldoende. Bij hen hoeven de pleisters namelijk niet gecombineerd te worden met progesteronpillen gedurende een aantal dagen om een menstruatie op te wekken. Vaginale zetpillen en crème zijn vooral bedoeld voor vrouwen die veel last hebben van een droge vagina. Welke toedieningsvorm je kiest, is vooral afhankelijk van je eigen voorkeur.[1]

---

1. In Nederland zijn diverse vormen van hormonale substitutietherapie beschikbaar.
Combinatiepreparaten (d.w.z. oestrogenen en progesteron) in tabletvorm zijn: Activelle®, Angeliq®, Climene '28', Femoston®, Kliogest® en Trisequens®. Estracomb® is een combinatiepreparaat in pleistervorm.
Oestrogeenpreparaten in tabletvorm zijn: Dagynyl®, Estradiol®, Estrofem® Progynova®, Synapause E3® en Zumenon®. Oestrogeen in pleistervorm: Climara®, Estradiol®, en Systen®. Oestrogeen is ook beschikbaar als implantatiepreparaat: Meno-implant®. Dat wordt onderhuids geïnjecteerd. Tenslotte is er ook nog een oestrogeen neusspray: Aerodiol®.
Let wel: alle oestrogeenpreparaten moet je altijd combineren met een progesteronpreparaat als je je baarmoeder nog hebt. De volgende progesterontabletten zijn in de handel: Duphaston®, Orgametril®, Primolut®, Progestan®, Provera® en Utrogestan®.
Voor vaginale toediening van oestrogenen bij overgansklachten zijn Vagifem® tabletten en Synapause E3 ovules® of crème beschikbaar.

5.2.3 Op recept verkrijgbaar

Alle vormen van hormonale substitutietherapie zijn op recept verkrijgbaar. De huisarts, en natuurlijk ook de gynaecoloog, kan ze voorschrijven. Hormonale substitutietherapie wordt vergoed door de zorgverzekeraars, maar bij sommige therapievormen moet je soms bijbetalen, afhankelijk van je verzekeringspakket. In eerste instantie wordt hormonale substitutietherapie voor drie maanden voorgeschreven. In die drie maanden kun je nagaan of de therapie het gewenste effect heeft op je klachten. Als dat niet het geval is, heeft het geen zin om ermee door te gaan. Als de therapie wel het gewenste effect heeft, kun je nog drie maanden doorgaan, liever niet langer, omdat er sterke aanwijzingen zijn dat de kans op hart- en vaatziektes en op borstkanker dan toeneemt.

5.2.4 De kans op borstkanker of hart -en vaatziektes

Als je een jaar lang een hormoonpreparaat gebruikt (oestrogeen en progesteron) neemt het *relatieve* risico op borstkanker toe tot 1,45, hebben diverse onderzoekers berekend. Dat wil zeggen dat je 1,45 keer meer kans hebt op borstkanker dan vrouwen die geen hormonen gebruiken. We weten dat gemiddeld 1 op 9 vrouwen ergens tijdens haar leven borstkanker krijgt, een kans van 11% dus. Je moet dan het volgende rekensommetje maken: 1,45 maal 11% = 15,9%; je absolute risico stijgt dan van 11 naar 15,9%. Als je 5 jaar of langer hormoonpreparaten gebruikt wordt het relatieve risico 2, dat wil zeggen dat je risico op borstkanker 22% is in plaats van 11%. Dit rekensommetje is vrij eenvoudig, maar de werkelijkheid is helaas ingewikkelder, want die 11% kans op borstkanker is een gemiddelde voor alle vrouwen. Sommige vrouwen hebben juist meer kans, andere minder kans op borstkanker. Dat hangt van veel factoren af: onder andere of het voorkomt in je familie (meer kans) en of je lang borstvoeding hebt gegeven (minder kans). Het is dus ingewikkeld om voor jou als individu een precies risico te berekenen, maar grofweg kun je stellen dat je risico iets toeneemt bij gebruik van hormonen. Hoe erg je dat vindt bepaal je uiteindelijk zelf.

Ditzelfde verhaal geldt voor je risico op hart- en vaatziektes. Op basis van een heel groot onderzoek onder ruim 16.000 vrouwen berekenden de onderzoekers dat het relatieve risico op hart- en vaatziektes 1,22 is. Ook hier is het weer ingewikkeld om precieze uitspraken te doen omdat je risico op hart- en vaatziektes ook door andere factoren bepaald wordt, zoals hoge bloeddruk (meer kans) en weinig lichaamsbeweging (meer kans). Stel dat jouw kans op hart- en vaatziektes 5% is, dan betekent een relatief risico van 1,22 dat je kans toeneemt tot 6,1%, een stijging met 1%. Ook hier geldt dat je zelf uiteindelijk de afweging maakt wat het ergste is: 1% meer kans op hart- en vaatziektes of nog een paar jaar last van vervelende overgangsklachten.

5.2.5 Hoe lang gebruiken?

Als je toch heel veel klachten hebt en de therapie werkt goed kun je – in overleg met je huisarts (of gynaecoloog) – besluiten nog wat langer door te gaan. Na een jaar is het verstandig te stoppen en te kijken hoe het dan gaat. Misschien ben je ongemerkt uit de overgang gekomen. Hormonale substitutietherapie is niet geschikt als je borstkanker hebt gehad, of toch al een verhoogde kans op borstkanker hebt, bijvoorbeeld omdat het in je familie voorkomt. Je kunt ook de anticonceptiepil door blijven slikken. Bedenk wel dat je dan relatief meer hormonen binnenkrijgt dan bij hormonale substitutietherapie. Aan de andere kant beschermt hormonale substitutietherapie niet tegen zwangerschap. Dus als de menopauze nog niet is ingetreden moet je bij hormonale substitutietherapie aanvullende anticonceptie gebruiken als je een zwangerschap wilt voorkomen.

De opvliegers speelden me op een gegeven moment steeds meer parten. Tijdens een vergadering met allemaal keurig in het pak gestoken mannen, zat ik om de haverklap met een rode kop en de haast onbedwingbare neiging om een paar laagjes uit te trekken. Dat ging zo niet langer, want vergaderen doe ik bijna elke dag wel een of twee keer. Ik ben naar mijn huisarts gegaan en heb haar gevraagd om me iets voor te schrijven. Op mijn verzoek heeft ze me toen een hormoonpreparaat voorgeschreven. Dat hielp, de opvliegers zijn nagenoeg verdwenen. Ik kan het middel in elk geval een half jaar gebruiken. Daarna zie ik wel weer.

5.3 Specifieke overgangsklachten

5.3.1 Opvliegers en nachtelijke zweetpartijen

Als opvliegers, overdag en 's nachts, je het meeste last bezorgen, kun je de hierboven al beschreven *hormonale substitutietherapie* overwegen. Alle toedieningsvormen en ook de verschillende preparaten leiden bij het merendeel van de vrouwen tot een aanzienlijke afname van het aantal opvliegers. Gemiddeld levert hormonale substitutietherapie 75% minder opvliegers op. Als je dus elke dag zo'n tien keer een opvlieger hebt, dan neemt dat af tot twee à drie opvliegers per dag. Let op: dit gaat om gemiddelden. De ene vrouw heeft nauwelijks meer een opvlieger als ze hormonen gebruikt, terwijl een andere in plaats van tien opvliegers per dag er nu acht heeft. Helaas is van tevoren niet te voorspellen bij wie de therapie effectief is. Het is gewoon een kwestie van uitproberen.

Als je geen hormonen wilt of kunt gebruiken, zijn er nog een paar andere mogelijkheden.
Clonidine is een middel dat al langer op de markt is. Het werkt bloeddrukverlagend, maar leidt ook tot een vermindering van

opvliegers. Het middel is echter minder effectief dan hormonale substitutietherapie. De afname van het aantal opvliegers is gemiddeld minder groot, namelijk 25-50%. Dus van tien opvliegers per dag ga je dan naar vijf tot acht opvliegers per dag. Ook hier geldt weer dat het effect individueel verschillend is, en niet te voorspellen. Als clonidine na een maand gebruik geen effect heeft laten zien, kun je er beter mee stoppen, want dan helpt het niet. Clonidine heeft meer vervelende bijwerkingen op de korte termijn dan hormonale substitutietherapie: moeheid, duizeligheid, droge mond, diarree of verstopping. Als je zelf al een lage bloeddruk hebt, is clonidine ook niet geschikt. Als de clonidine wel helpt, dan kun je de therapie een tijdje voortzetten en na een halfjaar of een jaar stoppen om te zien wat er gebeurt.

Antidepressiva, en dan met name de zogeheten SSRI's (selectieve serotonineheropnameremmers, 'selective serotonine reuptake inhibitors') blijken ook effectief bij opvliegers. Dit is de laatste jaren uit onderzoek gebleken. Maar ook voor deze middelen geldt dat ze een stuk minder effectief zijn dan hormoonbehandeling. Gemiddeld neemt het aantal opvliegers af met een tot twee per dag. Let op: ook hier gaat het om gemiddelden, dus bij de ene vrouw werkt het middel prima, terwijl een andere er helemaal geen baat bij heeft. Ook deze middelen hebben bijwerkingen, zoals misselijkheid (10%!), slaperigheid of juist slapeloosheid, hoofdpijn, afgenomen eetlust. Als de opvliegers je veel hinder bezorgen en andere middelen niet in aanmerking komen, kun je een SSRI proberen. Ook hier geldt: als je na vier weken geen effect merkt, kun je beter stoppen.

Ook kun je *gabapentine* proberen. Dat is een middel dat speciaal ontwikkeld is voor epilepsie en voor neuropathische pijn (= zenuwpijn). Maar het blijkt ook te werken bij opvliegers. Gemiddeld zorgt gabapentine voor een afname van 20 tot 25% van de opvliegers. Dus van tien opvliegers per dag ga je dan naar zeven tot acht opvliegers. Maar ook gabapentine heeft een aantal vervelende bijwerkingen zoals slaperigheid, moeheid, duizeligheid, hartkloppingen en oedeem. Om het gewenste effect op de opvliegers te bereiken moet je een relatief hoge dosis innemen (900 mg), maar dan is de kans op bijwerkingen ook weer groter dan bij een lagere dosis.

> Omdat ik per se geen hormonen wil gebruiken, maar wel graag van die akelige opvliegers afwilde, schreef mijn huisarts me clonidine voor, een middel dat ook de bloeddruk wat verlaagt. Dat laatste kwam wel goed uit, omdat mijn bloeddruk de laatste tijd toch wat omhoog kroop. Ze zei dat het binnen vier weken wel duidelijk zou worden of het middel bij mij ook tegen de opvliegers zou werken. Helaas bleek dat niet het geval, misschien dat ik per dag een opvlieger minder had, maar op een aantal van vijftien per dag maakt dat niet zo'n verschil. Ook had ik nogal last van de bijwerkingen, vooral van diarree. Ik ben er na een maand dus maar mee gestopt. Ik wacht wel tot ze vanzelf overgaan.

Ten slotte is *tibolon* nog een mogelijkheid. Dit synthetische middel heeft een zwak oestrogene werking en is specifiek voor overgangsklachten ontwikkeld. Het mag pas gebruikt worden na de menopauze. Gebruik van het middel leidt mogelijk ook tot een licht verhoogd risico op borstkanker. Het is iets minder effectief dan hormonale substitutietherapie en is relatief duur. Het wordt, evenals gabapentine en de SSRI's, in Nederland weinig toegepast bij overgangsklachten. Kortom, bij opvliegers is hormonale substitutietherapie het meest effectief, maar er zijn andere mogelijkheden die je kunt proberen als je geen hormonen kunt of wilt gebruiken. Voor alle beschreven middelen geldt dat je er een recept voor nodig hebt dat je huisarts of gynaecoloog kan uitschrijven.

5.3.2 Vaginale klachten

Vaginale klachten als droogheid (pijn bij het vrijen), jeuk en irritatie kunnen erg lastig zijn. Als je toch al hormonen gebruikt voor je opvliegers, dan zul je van deze klachten waarschijnlijk ook minder last hebben. Dat is mooi meegenomen. Als de opvliegers wel meevallen, of je wilt of kunt geen hormonale substitutie gebruiken, dan kun je ook hormoonzalf, vaginale zetpillen of een vaginale ring proberen. Als je een tot twee keer per week de zalf of de tabletten inbrengt, merk je vaak na een paar weken al effect. Ook hier is succes niet gegarandeerd, maar bij de meeste vrouwen nemen de klachten wel af. De bijwerkingen zijn dezelfde als bij hormoontabletten en -pleisters. Na een paar maanden kun je weer stoppen en zo nodig na een tijdje opnieuw beginnen. Als je voornamelijk bij het vrijen last hebt van een droge vagina, kan een glijmiddel helpen. Deze middelen zijn zonder recept verkrijgbaar bij de drogist. Verder zijn er diverse verzachtende gels en sprays in de handel, zoals biodermale vaginale spray, replens vaginale gel en vele andere. Deze middelen, waarvan de werkzaamheid niet vaststaat, zijn bij de drogist of apotheek verkrijgbaar. Het is een kwestie van uitproberen wat je het beste bevalt.

> Sinds ik in de overgang ben, heb ik bijna continu last van een geïrriteerde vagina. Ook het vrijen is geen pretje, zelfs met glijmiddel gaat het nog wat ongemakkelijk. Ik heb dus de stoute schoenen maar aangetrokken en heb de klacht aan mijn huisarts voorgelegd. Hij zei dat het regelmatig voorkwam en dat ik maar eens een vaginale zalf met oestrogenen moest proberen, de eerste paar weken dagelijks en daarna nog een of twee keer per week gedurende een paar maanden. Dat bleek een prima advies. Nu gebruik ik de vaginale zalf nog maar af en toe een paar keer, als de klachten weer komen opzetten. Dan heb ik het heel snel weer onder controle.

5.3.3 Urine-incontinentie

Hormonale substitutietherapie blijkt geen positief effect te hebben op klachten van ongewild urineverlies. Integendeel, er zijn aanwijzingen uit recent onderzoek dat hormonale substitutietherapie juist de klachten verergert. Als je last hebt van ongewild urineverlies dat tijdens de overgang verergert, is het verstandig om dit met je huisarts te bespreken. Hij of zij kan door vragen te stellen en lichamelijk onderzoek te verrichten achterhalen welke vorm van urine-incontinentie je hebt. Meestal gaat het om stress-incontinentie. Dit betekent dat je urine verliest als je je inspant: een sprintje trekken om de bus te halen, maar ook: niezen of hoesten. Bekkenbodemoefeningen zijn hier het meest aangewezen. Blijf je desondanks last houden van – licht – ongewild urineverlies dan kun je speciale inlegkruisjes (Tena-lady) gebruiken. Deze zijn verkrijgbaar bij drogist en apotheek.

Bij matig tot zwaar urineverlies kun je kiezen uit verschillende opties. Soms helpt het inbrengen van een ringpessarium. Niet alle huisartsen kunnen dat goed aanmeten en inbrengen; overleg het met je huisarts. Die kan je zo nodig verwijzen naar een gynaecoloog. Het ringpessarium geeft een enkele keer problemen bij het vrijen, en het is niet bij iedereen toepasbaar (de stevigheid van je bekkenbodem speelt daarbij een rol). Andere opties zijn een operatieve behandeling ondergaan of incontinentieondergoed (luierbroekjes) gaan dragen. Deze laatste worden (soms) vergoed door de zorgverzekeraar.

Een gynaecoloog zal beoordelen of een operatieve behandeling een goede kans biedt dat je van de hinderlijke incontinentieklachten afkomt. De laatste jaren wordt steeds vaker de TVT-operatie toegepast. TVT is de afkorting van 'tension-free vaginal tape'. Via de vagina (schede) wordt dan bij de urinebuis een draagband zonder spanning aangebracht. Het is een relatief kleine ingreep (zie www.nvog.nl).

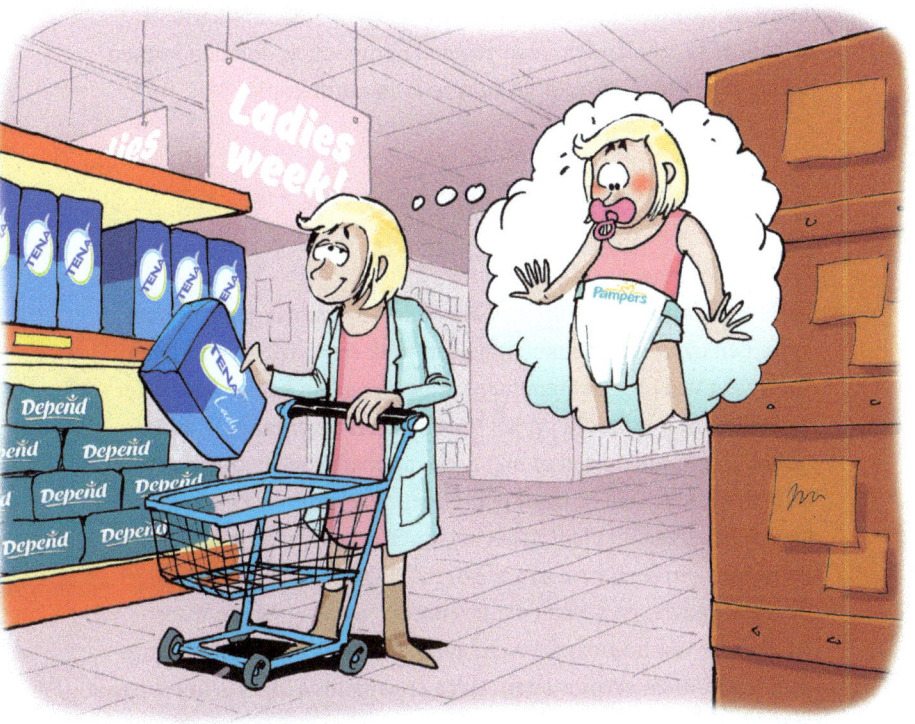

5.3.4 Osteoporose (botontkalking)

Hormonale substitutietherapie werd tot enige jaren geleden ook gezien als een manier om osteoporose te voorkomen. Omdat langdurig gebruik van hormonen wordt afgeraden, is preventie van osteoporose geen reden meer om hormonen te gaan gebruiken in de overgang. Zorgen voor voldoende lichaamsbeweging, voldoende vitamine D en kalk is bij de meeste vrouwen in en na de overgang de beste manier om het risico op osteoporose te verkleinen (zie www.osteoporosestichting.nl). Alleen bij vrouwen met reeds aangetoonde osteoporose (met wervelinzakkingen of een gebroken heup) en vrouwen met een heel hoog risico op het ontstaan van osteoporose, zijn andere maatregelen nodig. Maar ook dan komen hormonen zelden of nooit in aanmerking als therapie.

5.4 Behandelingsmogelijkheden buiten het medische circuit

5.4.1 Overgangsconsulente

Sinds een aantal jaren kun je ook terecht bij een overgangsconsulente. Een overgangsconsulente heeft vaak een verpleegkundige (toch weer wel medicamenteuze) achtergrond en heeft zich verder verdiept in of geschoold op het terrein van de overgang. Je kunt met zo'n consulente een of meer consulten afspreken om jouw individuele klachten in kaart te brengen. Veel vrouwen ervaren deze overgangsconsulenten als heel prettig, omdat ze uitgebreid de tijd nemen om je verhaal aan te horen. Hierdoor kunnen ze je heel specifieke adviezen geven over levensstijl, voeding en eventueel het gebruik van homeopathische middelen waardoor je overgangsklachten kunnen verminderen. Deze consulenten zijn via het internet gemakkelijk te vinden.

5.4.2 Psycholoog

Zoals in hoofdstuk 1 beschreven is, kunnen vrouwen tijdens de overgang van meer dingen last hebben dan van louter fysiek ongemak. Genoemd werden onder andere: overgevoeligheid, prikkelbaarheid, somberheid, onzekerheid en angst. Zijn deze klachten zo ernstig dat je er niet alleen uitkomt, dan is het altijd mogelijk om hiervoor een psycholoog te raadplegen. Ook die zal waarschijnlijk allereerst een dokter laten kijken of er niets lichamelijks aan de hand is. Is dit niet het geval dan kunnen genoemde klachten mogelijk verminderen door middel van een therapie. Vooral de depressieve klachten

(waaronder overgevoeligheid en prikkelbaarheid) kunnen in de overgang dermate toenemen dat er sprake is van een echte depressie. Die wordt dan uiteraard op de normale manier behandeld.
Vrouwen die problemen hebben met de specifieke levensfase waarin ze verkeren (bijvoorbeeld onvrede over wat ze hebben bereikt in het leven; verdriet over wat er niet is gelukt; onzekerheden, twijfels en angsten over de toekomst) kunnen voor deze en soortgelijke onderwerpen uiteraard eveneens altijd bij een psycholoog of andere hulpverlener in de geestelijke gezondheidszorg terecht. Ook als de problemen (nog) niet tot depressieve klachten hebben geleid.

Sommige vrouwen hebben met name last van onzekerheid in deze fase van hun leven. Ook dan is de gang naar een psycholoog een optie.

> Ik was altijd al een beetje verlegen en angstig en bloosde vrij snel. Toen ik een jaar of vijftig werd, werden die klachten echter zo erg dat ik me bijna niet meer onder de mensen durfde te begeven. De gewone verlegenheid had ik inmiddels wel geaccepteerd, maar nu kreeg ik zeker tien keer op een dag een enorm rood hoofd en brak het zweet me uit. Elke keer als het gebeurde liep ik weg, en op mijn werk werd ik er ook mee geplaagd. Op het laatst durfde ik niet meer in een ruimte te zitten met meer mensen, alleen als ik buiten zat voelde ik me nog lekker. Dan kon ik tenminste weggaan als het weer op kwam zetten.
> Ik heb me aangemeld bij een psycholoog die gelukkig vrij snel het verband met de overgang legde. Nu gebruik ik een middel dat de opvliegers minder heeft doen worden en de overgebleven verlegenheid gaan we te lijf met gedragstherapie.

5.4.3 Alternatieve middelen/methoden
Buiten het medische circuit worden eveneens pillen, poeders en drankjes geadviseerd bij overgangsklachten, bijvoorbeeld door de

zojuist beschreven overgangsconsulenten. We noemen hier de meest bekende middelen.

Fyto-oestrogenen zijn natuurlijke stoffen, onder andere isoflavonen die uit sojabonen en rode klaver worden gewonnen, met een zwak oestrogene werking. Ze worden veel gebruikt bij overgangsklachten en zijn vrij verkrijgbaar. Ze zouden vooral effectief zijn bij opvliegers. Die claim lijkt echter niet terecht gezien het feit dat de fyto-oestrogenen in een aantal onderzoeken niet effectiever zijn dan een placebomiddel. Het is niet duidelijk of het gezegde 'Baat het niet, het schaadt ook niet' opgaat voor fyto-oestrogenen. Daar wordt momenteel onderzoek naar gedaan. *Zilverkaars*, waarin cimicifuga voorkomt, zou eveneens opvliegers kunnen verminderen.
De resultaten van een paar onderzoeken spreken elkaar tegen, zodat er geen eenduidige conclusie te trekken valt. In een enkel geval kan het gebruik van het middel leiden tot beschadiging van de lever, dus helemaal ongevaarlijk is het niet. Ten slotte zijn er ook *homeopathische* middelen voor overgangsklachten. Ook daarvan is de werkzaamheid niet vastgesteld. Schadelijke effecten zijn echter niet bekend.
Ons advies is om deze middelen niet op eigen houtje te gaan gebruiken, maar dit eerst te overleggen met huisarts of gynaecoloog. Omdat het gebruik van hormonen en medicijnen (al dan niet vrij verkrijgbaar) nogal wat bezwaren (kan) hebben, worden soms ook andere adviezen gegeven aan vrouwen die veel last hebben van opvliegers. 'Lichaamsbeweging' is een van de meest gepropageerde adviezen. Naar de effectiviteit van lichaamsbeweging – dat kan van alles zijn: wandelen, joggen, zwemmen – zijn echter slechts enkele onderzoeken uitgevoerd. Hieruit blijkt dat lichaamsbeweging mogelijk enigszins helpt tegen opvliegers, hoewel het effect minder groot is dan het effect van hormonale substitutietherapie. In het algemeen geldt echter dat je je beter, fitter voelt als je regelmatig

zorgt voor lichaamsbeweging. Ook je stemming kan daardoor verbeteren. Kom je in de overgang, dan heb je eigenlijk een dubbele reden om de algemeen bekende gezonde levensstijladviezen in praktijk te brengen. Als het lukt om twee tot drie keer per week een uurtje te sporten, dan is dat heel mooi. Lukt dat niet, probeer dan in ieder geval dagelijks een half uur aan lichaamsbeweging te besteden. Een veel gehoord argument is dat mensen 'te druk zijn' om daar elke dag tijd voor vrij te maken. Je hoeft echter geen half uur achtereen te bewegen. Als je tien minuten fietst naar je werk, tien minuten loopt naar de supermarkt en nog eens tien minuten de hond uitlaat, zit je ook aan je dagelijkse 'quotum'.

Yoga lijkt bij een aantal vrouwen overgangsklachten positief te beïnvloeden. Het aantal opvliegers kan afnemen en je geestelijke balans kan verbeteren als je yoga toepast. Ook hier is maar weinig onderzoek naar gedaan. Of het echt helpt is op basis van deze onderzoeken niet goed te zeggen, het ging maar om kleine onderzoeken. Als yoga je aanspreekt is er echter niets op tegen om het uit te proberen.

Een *algemeen advies* voor vrouwen die last hebben van overgangsklachten is eigenlijk: probeer je leven zo aangenaam mogelijk te maken. Hierdoor kun je eventueel aanwezige symptomen beter verdragen. Dus: ervaar je het werk als een (te) zware belasting? Ga overleggen of je uren in kunt leveren. Heb je juist te weinig te doen waardoor je je te veel op jezelf gaat concentreren? Ga dan meer werken of neem een baan waar meer uitdaging in zit. Vormt de zorg voor je ouders een te zware belasting? Kijk hoe je het zo kunt regelen dat er een aantal taken bij anderen komt te liggen. Drukt de huishouding als een loden last op je schouders? Ga wat minder stofzuigen en zet vaker magnetronmaaltijden op tafel. Als je daarnaast ook je lichamelijke conditie op een zo hoog mogelijk peil houdt, heb je alles in het werk gesteld om de overgang zo goed mogelijk door te komen.

Nog een laatste woord over *geestelijke conditie*: hoe meer je je hersenen blijft trainen, hoe beter je geheugen en concentratie zullen blijven. Lezen, puzzelen, muziek maken, het helpt allemaal tegen vroegtijdige geestelijke aftakeling. En verder is vooral een ontspannen en accepterende houding tegenover het verouderingsproces (en dus ook tegenover de overgang) de beste remedie om zo min mogelijk last te hebben van eventuele klachten en kwalen.

> Een paar maanden geleden waren we met zes vrouwen van middelbare leeftijd een weekendje weg. Nu had ik van tevoren regelmatig last van het feit dat ik mezelf zo suf vond worden. Wist ik onder de douche niet meer of ik mijn haar nu al gewassen had of niet, wist ik in de winkel (boodschappenlijstje vergeten) totaal niet meer wat ik nodig had en stak ik soms zelfs mijn mond naar voren om een vuurtje te krijgen terwijl ik de sigaret nog in mijn hand had. Op het tripje met mijn vriendinnen vielen de schellen me echter van de ogen. De een had de kaartjes vergeten uit te printen waardoor er een paar noodtelefoontjes gepleegd moesten worden om überhaupt op reis te kunnen. De ander was in het hotel voortdurend haar deurpasje, toilettasje, portemonnee en nog veel meer kwijt en de derde verdwaalde voortdurend, zowel binnen als buiten het hotel. Dan hadden we nog de vriendin die in haar eigen verhalen steeds de draad kwijtraakte en nummer vijf vergat keer op keer wat ze ook al weer besteld had in de restaurants waar we zaten. Kortom: een feest van herkenning en ik heb zelden zoveel plezier gehad.

5.5 Samenvatting

Zowel binnen als buiten het medische circuit zijn er verschillende behandelingsmogelijkheden. Hormonale substitutietherapie is het meest effectieve middel voor de behandeling van een aantal overgangsklachten zoals opvliegers. Er zitten echter nadelen aan langdurig gebruik: er zijn sterke aanwijzingen dat het risico op borstkanker en op hart- en vaatziektes dan iets toeneemt. Om die reden wordt hormoonbehandeling in de overgang bij voorkeur niet langer dan zes maanden achter elkaar gegeven. Tegen opvliegers zijn ook andere middelen in de handel, die iets minder effectief zijn dan hormonen. Alle middelen kunnen ook bijwerkingen hebben. Overleg met je huisarts welk middel voor jou het meest in aanmerking komt, als je klachten zo hevig zijn dat je er iets voor wilt hebben.

Buiten het medische circuit zijn er nog enkele andere opties. De overgangsconsulente besteedt ruim tijd aan je individuele klachten en kan heel nuttige leefstijladviezen geven. En als je problemen hebt van meer psychische aard kan (psycho)therapie uitkomst bieden. Van de vrij verkrijgbare alternatieve middelen zoals fyto-oestrogenen en zilverkaars staat de werkzaamheid niet vast. Ook het gebruik van deze middelen heeft overigens nadelen. Regelmatige lichaamsbeweging kan de overgangsklachten doen afnemen, omdat een verbetering van je conditie bijdraagt aan je algehele welbevinden. Mogelijk heeft het ook nog een extra positieve invloed op opvliegers. Daarnaast helpt het botontkalking te voorkomen. Een algemeen advies luidt: probeer je leven zo aangenaam mogelijk in te richten en houd ook je geestelijke conditie op peil.

Literatuur en websites

Geraadpleegde literatuur
Avis N, Assmann H et al. Quality of life in diverse groups of midlife women: Assessing the influence of menopause, health status and psychosocial and demographic factors. *Quality of Life Research* 2004;13:933-946.
Avis N, Stellato R et al. Is there a menopausal syndrome? Menopausal status and symptoms across racial/ethnic groups. *Social science & medicine* 2001;52:345-356.
Bromberger J, Meyer P e.a.: Psychological Distress and Natural menopause: A Multiethnic Community Study. *American Journal of Public Health* 2001;91:9.
Dekkers M. Lichamelijke oefening. Amsterdam/Antwerpen: Contact, 2006.
Dennerstein L. Well-being, symptoms and the menopausal transition. *Maturitas, Journal of the climacteric & Postmenopause* 1996;23:147-157.
Dom G. Greep op de overgang. Den Haag/Baarn: Consumentenbond/Trion, 2001.
Dorrestein R. Mijn zoon heeft een seksleven en ik lees mijn moeder Roodkapje voor. Amsterdam/Antwerpen: Contact, 2006.
Jones ML, Eichenwald T. *Menopauze voor dummies*. Indianapolis, IN: Wiley Publishing, 2003.
Kaufert P. The social and cultural context of menopause. *Maturitas* 1996;23:169-180.
Maartens L. Health problems and Menopausal transition. Maastricht: Datawyse/Universitaire Pers Maastricht, 2000.
Roodnat J. Een kwestie van lef. Amsterdam/Antwerpen: Contact, 2007.
Shin K, Shapiro C. Menopause, *sex hormones, and sleep*. *Bipolar Disorders* 2003;5: 106-109.
Sommer B, Avis N et al. Attitudes Toward Menopause and Aging Across Ethnic/ Racial Groups. *Psychosomatic Medicine* 1999;61: 868-875.

Voor informatie over de medicamenteuze behandeling zijn diverse medische artikelen en handboeken geraadpleegd. De Cochrane Collaboration, een onafhankelijke organisatie, vat onderzoek naar de effecten van behandelingen en zorg samen voor artsen, maar ook voor leken. Zie www.cochrane.org

Websites
www.vrouwenovergang.nl
www.plusgezondheid.nl
www.gezondheidsplein.nl/testjezelf
www.careforwomen.nl
www.consumentenbond.nl (middelen tegen overgangsklachten getest)
www.depressiezelftest.nl
www.nvog.nl (site van de Nederlandse gynaecologenvereniging)

Register

A
alternatieve behandeling, 83
anticonceptiepil, 57
antidepressiva, 77

B
behandeling, 55
–, alternatief, 83
–, hormonale substitutie-, 71, 73, 75
–, medicamenteus, 71
–, psychisch, 82
borstkanker, 72

C
chemotherapie, 41
climacterium, 17
climacterium praecox, 41
clonidine, 76
concentratieproblemen, 30
cultuur, 43
cyclus, 31

D
depressie, 28, 82
diagnose, 31
–, zelf-, 32
droge vagina, 23, 64

E
eierstokken, verwijdering van, 53
emoties, 19

F
follikelstimulerend hormoon (FSH), 31, 36
fyto-oestrogenen, 84

G
gabapentine, 77
geestelijke symptomen, 27
gewichtsverandering, 26
glijmiddel, 65

H
haargroei, 25
hart- en vaatziektes, 72
hartkloppingen, 21
heviger menstruatie, 21
hormonaal evenwicht, 35
hormonale substitutietherapie, 71, 75
–, toedieningsvormen, 73
hormoonzalf, 79
hypothalamus-hypofyse-systeem, 35, 37

I
iatrogene overgang, 41
incontinentie, stress-, 80
isoflavonen, 84

J
jeuk in de urinewegen, 23

K
kalkinname, 72

L
leefstijl, 42
lege-nest-syndroom, 47
lichaamsbeweging, 72, 84
lichamelijke symptomen, 20
luteïniserend hormoon (LH), 32, 37

M
mantelzorger, 49
medicamenteuze behandeling, 71
menopauze, 17
–, post-, 17
–, pre-, 17
–, tijdstip, 41
menstruatie, onregelmatig/hevig, 21

N
neurotransmitter, 39

O
oestrogeen, 37, 72
oestrogeengehalte, 32
oestrogeensubstitutie, 72
onregelmatige menstruatie, 21
onzekerheid, 29
opvliegers, 15, 21, 59, 76
–, en gewicht, 54

osteoporose, 72, 81
overgang, 17
–, iatrogeen, 41
–, verloop 52
–, vervroegd, 41
overgangsconsulente, 82
overgangsklachten
–, atypisch, 24
–, specifiek, 76
–, typisch, 21
–, vaginaal, 79
–, zichtbaar, 68
overgangssymptomen
–, geestelijk, 27
–, lichamelijk, 20
overgangsverschijnselen, behandeling, 55
overgevoelig, 28, 82

P
pijn bij het vrijen, 23, 63, 64
pijn in de urinewegen, 23
pil, anticonceptie-, 57
pilgebruik, 42
postmenopauze, 17
prematuur ovarieel falen (POF), 40-41
premenopauze, 17
prikkelbaar, 28, 83
progesteron, 72
psychosociale factoren, 45

R
rimpels, 25
roken, 42

S
selectieve serotonine- heropnameremmer (SSRI), 77
serotonine, 39
slapen, slecht, 22, 67
sociale activiteiten, 66
soja, 43
somberheid, 28
SSRI, 77
stemming, wisseling van, 61
sterilisatie, 54
stofwisseling, 26
stress-incontinentie, 80

T
tension-free vaginal tape (TVT), 80
tibolon, 78

U
urineverlies, 23, 80

V
vagina, droog, 23
vaginale klachten, 79
vaginale ring, 79
vaginale zalf/crème, 73, 79
vaginale zetpil, 79
vergeetachtigheid, 30
vermoeidheid, 24, 67
vervroegde overgang, 40
voedingspatroon, 42
vrijen
–, minder zin in, 63
–, pijn bij, 23, 63, 64

W
werk en overgang, 67
wisselende stemmingen, 61
woordvindingsproblemen, 30

Y
yoga, 85

Z
zelfdiagnose, 32
zilverkaars, 84
zin in vrijen, minder, 24, 63
zweetaanvallen, 17, 21
–, nachtelijk, 60

GPSR Compliance
The European Union's (EU) General Product Safety Regulation (GPSR) is a set of rules that requires consumer products to be safe and our obligations to ensure this.

If you have any concerns about our products, you can contact us on

ProductSafety@springernature.com

In case Publisher is established outside the EU, the EU authorized representative is:

Springer Nature Customer Service Center GmbH
Europaplatz 3
69115 Heidelberg, Germany

www.ingramcontent.com/pod-product-compliance
Ingram Content Group UK Ltd.
Pitfield, Milton Keynes, MK11 3LW, UK
UKHW021253180426
11947UKWH00010B/758